Autisme : Les Écrits Fondateurs d'Hans Asperger

<u>Édition, commentaires et traduction :</u>

Dr. Kevin Rebecchi, PhD

TABLE DES MATIÈRES

PREFACE

<u>Une courte biographie</u>

Le Pr. Hans Asperger est né à Vienne en Autriche en 1906 où il est allé à l'école. Il a fait partie d'un mouvement de jeunes catholiques (Bung Neuland) où il participe à des randonnées en pleine nature et des excursions à la montagne. Il étudie à l'Université de Vienne où il obtient son doctorat en 1931. Il commence à travailler à la Clinique universitaire pour enfants de Vienne, puis dans la station d'éducation thérapeutique de cette même clinique et en devient le directeur en 1935. Il se marie en 1935 avec Hanna Kalmon et font cinq enfants. À cette époque, il commence son travail sur les enfants autistes, un terme qui apparaîtra dans une correspondance privée de 1934 conservée par sa fille - voir Feinstein, 2010 - puis dans un de 1938, dont la traduction est présente dans cet ouvrage, et dans sa thèse d'habilitation de 1943, publié en 1944 (voir Rebecchi, 2021 pour une traduction récente et commentée). Il est ensuite affecté en tant que médecin militaire de campagne en Croatie et revient travailler dans la Clinique universitaire pour enfants de Vienne en 1945. Après un passage de cinq ans entre 1957 et 1962 en tant que directeur de la clinique pédiatrique de l'université d'Innsbruck, il devient directeur de la clinique pédiatrique de l'université de Vienne entre 1962 et 1977. Il devient membre de l'Acadamie nationale des Sciences en 1967, obtient un doctorat honorifique de la clinique universitaire de Munich en 1972 et prend sa retraite clinique en 1977. Il continue à faire des conférences et rédiger des articles et meurt en 1980.

<u>**La polémique**</u>

Dans l'article de Czech (2018) intitulé « *Hans Asperger, National Socialism, and "race hygiene" in Nazi-era Vienna* », l'auteur avance que Hans Asperger n'était pas un opposant farouche au national-socialisme, contrairement à ce que l'on a longtemps cru. En effet, en se basant sur des publications contemporaines et des documents d'archives, Czech suggère qu'Asperger s'est accommodé du régime nazi, a adhéré à des organisations affiliées au Parti national-socialiste des travailleurs allemands (mais pas au parti nazi lui-même), a publiquement soutenu les politiques de promotion de la « pureté raciale », y compris les stérilisations forcées, et a activement participé au programme d'euthanasie des enfants. Il pense ainsi que l'image d'Asperger en tant que défenseur courageux de ses patients contre les mesures d'euthanasie nazies et autres politiques de promotion de la "pureté raciale" ne résiste pas aux preuves historiques.

Dans son livre « *Asperger's Children: The Origins of Autism in Nazi Vienna* », Sheffer (2018) analyse la relation entre l'autisme et le régime nazi. Selon elle, Hans Asperger, en plus d'être impliqué dans les politiques raciales du Troisième Reich d'Hitler, aurait également été impliqué dans des crimes contre des enfants. Elle soutient qu'Asperger et ses collaborateurs ont cherché à transformer certains enfants "autistes" en citoyens productifs, tandis que d'autres enfants ont été envoyés à Am Spiegelgrund, l'un des centres d'euthanasie infantile les plus meurtriers du Reich. Enfin, elle suggère que le travail de Hans Asperger était basé sur les idéologies de pureté raciale du national-socialisme et établit des liens avec le présent, où les comportements atypiques sont encore considérés comme pathologiques et où les « compétences sociales » sont considérées comme essentielles dans le traitement psychiatrique des enfants.

Cependant, dans son article « *Non-complicit: Revisiting Hans Asperger's Career in Nazi-era Vienna* », Falk (2020) réfute les allégations faites à l'encontre de Hans Asperger, en soutenant qu'il est hautement improbable qu'Asperger ait été au courant du programme T4 (un programme d'euthanasie nazi des personnes handicapées physiques et mentales) lorsqu'il a envoyé des patients à Am Spiegelgrund. Elle suggère qu'Asperger a mené une campagne vigoureuse de 1938 à 1943 pour que sa spécialisation, la pédagogie curative, soit prioritaire dans le diagnostic et le traitement des enfants handicapés par rapport à d'autres domaines promouvant les politiques nazies d'hygiène raciale. Elle affirme également qu'Asperger n'a pas dénigré ses patients, qu'il n'était pas sexiste et que ses recherches et découvertes montrent qu'il était un précurseur dans le champ de l'autisme.

Par ailleurs, Tatzer et al. (2022) ont examiné les accusations portées contre Hans Asperger concernant sa participation à l'initiative nationale-socialiste d'euthanasie des enfants. Après avoir analysé des documents primaires et des transcriptions liés aux recommandations d'Asperger au foyer pour enfants Am Spiegelgrund à Vienne, qui avait la réputation de mettre à mort des enfants handicapés. Leurs recherches ont montré qu'Asperger avait recommandé 13 enfants à Am Spiegelgrund, et même si deux filles sont décédées, les recommandations ont été faites avant que le programme d'euthanasie ne soit largement connu. Ils indiquent que leur enquête n'apporte pas la preuve qu'Asperger était conscient du programme d'euthanasie lorsqu'il a fait ses recommandations, à l'exception d'un décès qui était probablement dû à l'euthanasie. Par conséquent, leur étude conclut que rien n'indique qu'Asperger ait délibérément participé au programme d'euthanasie lorsqu'il a recommandé les deux patients décédés à Am Spiegelgrund.

En outre, Heijder (2021) note que les affirmations de Sheffer dans son livre sont controversées et que leur véracité est discutée. Il indique par exemple qu'elle souligne que le terme « Intelligenzautomaten » peut se traduire par « automates intelligents » et traduirait une vision déshumanisante de l'autisme, où les autistes seraient dépourvues de valeur sociale et incapables d'apprendre. Selon lui, Scheffer a décontextualisé les propos d'Hans Asperger et son analyse révèle que l'utilisation par Asperger du terme "Intelligenzautomaten" ne se réfère pas exclusivement aux enfants déficients intellectuels mais englobe tous les enfants autistes. Il note aussi qu'Hans Asperger s'est principalement concentré sur les difficultés rencontrées par les enfants autistes pour acquérir des habitudes sociales et apprendre des adultes plutôt que sur leur valeur sociale. Heijder suggère que Sheffer aurait fait une association non pertinente entre les discussions d'Hans Asperger sur des enfants incapables d'apprendre des adultes et ne suivant que leurs idées et leurs méthodes et l'étiquette nazie d'« inéducable ». En outre, selon lui Sheffer aurait fait une autre association d'idée non pertinente entre ce qu'Asperger appelait les « cas les moins favorables » (les autistes avec déficience intellectuelle) et les enfants les plus handicapés de manière générale. Ainsi, selui lui, les descriptions de différents cas dans les travaux d'Asperger illustrent ces points. Il conclut donc en remettant en question les interprétations de Sheffer, en indiquant qu'elle déforme les propos d'Asperger et sort des phrases de leur contexte pour étayer ses affirmations.

Enfin, Fangerau (2020) a exploré les débats entre reconstruction historique et mémoire personnelle relatif au national socialisme et souligne l'importance d'une culture de la discussion qui reconnaisse les différences entre les témoignages personnels et les reconstructions historiques, sans opposer les uns aux autres. Selon elle, il est très complexe de déterminer qui était nazi ou impliqué dans le régime nazi, de catégoriser les individus en tant que participants actifs ou passifs, et donc d'établir des responsabilités. Fangerau souligne la nécessité d'élargir la perspective au-delà de quelques auteurs principaux identifiables et de prendre en compte tous ceux qui ont soutenu la dictature ou y ont contribué de diverses manières afin de comprendre comment des individus, décrits comme instruits, respectés et humains par leurs contemporains avant ou après l'ère nazie, ont pu participer aux politiques du régime et les renforcer. Cela permettrait de mieux comprendre les tensions biographiques inexpliquées et persistantes. Elle souligne que les tensions autour d'Hans Asperger concernent l'évaluation des sources sur son implication ou non-implication dans la sélection et l'euthanasie des enfants par les nazis et sur l'évaluation de sa position idéologique à l'égard des positions nazies. Selon Fangerau, la distinction entre les preuves et les indications provoque des interprétations divergentes conduisant à des points de vue opposés sur sa culpabilité. Elle souligne que les questions morales se posent dans une perspective contemporaine et met en garde contre la projection de valeurs actuelles sur des personnages historiques alors que l'accent devrait plutôt être mis sur la compréhension du contexte historique et des facteurs qui ont influencé la pensée et les actions d'Asperger dans le cadre de l'histoire de la médecine à l'époque nazie.

Qu'en disent celles et ceux qui le connaissaient ?

Gillberg (2023) rapporte une conversation qu'il a eue avec la fille d'Hans Asperger où elle lui aurait indiqué que sa famille a reçu plusieurs fois la visite de la Gestapo, parce qu'il n'était pas membre du parti nazi. Elle décrivait son père comme quelqu'un de réservé, maladroit et ayant un intérêt très fort pour le langage, des éléments associés à la personnalité autistique qu'il a lui-même décrite (voir Lyons & Fitzgerald, 2007 pour une discussion à ce sujet).

Le Pr. Heinz Rothbutcher (1981) notait que le Pr. Hans Asperger soulignait que la juste mesure doit être constamment retrouvée, conditionnée par les évolutions internes et externes et le citait à ce propos :

> *« Celui qui se connaît lui-même, qui se positionne de manière critique et responsable, fera également ce qui est juste ; et celui qui garde la mesure, qui ne la dépasse pas, vit en paix avec lui-même et avec la communauté ».*

Franz Wurst (1982), pédiatre autrichien qui a étudié auprès d'Hans Asperger, disait de lui qu'il ne se contentait pas de répéter des opinions dogmatiques ni les formules et solutions toutes faites mais s'efforçait de rendre compte des faits changeants de manière sérieuse et créative. Il rapporte qu'il avait un grand respect pour chaque individualité, une excellente mémoire, et un intérêt inné pour la littérature lui permettant d'utiliser un vocabulaire différencié appliqué avec précision. Wurst note que discuter avec lui était un plaisir intellectuel et émotionnel et qu'Asperger considérait l'approche pédagogique comme fondamentale et complétementaire de l'approche médicale. Ainsi Hans Asperger disait qu'il croyait qu'une « approche exclusivement médicale du traitement des enfants (...) ne peut être efficace que dans une certaine mesure » et que

> « *Seules les méthodes pédagogiques au sens large du terme peuvent réellement améliorer les gens, ou plus précisément, peuvent identifier les meilleures alternatives de développement qui sont à la disposition d'un enfant et lui permettre de se développer dans cette direction* » (Asperger, 1950, p. 105, cité par Asperger Felder, 2000)

Enfin, sa fille note que dans sa thèse d'habilitation, contrairement à d'autres publications de cette époque, il y avait peu de références à l'esprit de l'époque, aux conceptions d'hygiène raciale et d'eugénisme et rapporte des propos de son père dans une interview de 1974 :

> « *L'époque nazie est arrivée, et il était clair pour moi, sur la base de ma vie antérieure, que je pouvais adhérer à de nombreuses choses "nationales", entre guillemets, mais pas aux inhumanités. En pédagogie thérapeutique, on s'occupe beaucoup d'enfants perturbés, atteints de retard mental. On ne peut pas faire autrement que de reconnaître leur valeur et de les aimer. Quelle est leur valeur ? Quelle est la valeur ? Ils font partie d'une population, ils sont indispensables, pour certaines tâches, mais aussi pour l'éthique d'un pays, car ils nous apprennent comment l'homme est redevable à l'homme. Il est donc totalement inhumain, cela s'est manifesté dans des conséquences terribles, de définir le concept de "vie sans valeur"*

et d'en tirer des conséquences. Et comme je n'ai jamais été disposé à en tirer ces conséquences, c'est-à-dire à signaler les personnes atteintes de retard mental aux autorités sanitaires, comme nous en avions la mission, cela représentait une situation assez dangereuse pour moi. Je dois rendre un hommage spécial à mon professeur Hamburger, qui, bien qu'il fût un national-socialiste convaincu, m'a sauvé deux fois des mains de la Gestapo avec un engagement personnel fort. Il savait quelles étaient mes convictions. Il m'a protégé de toutes ses forces, je lui en suis très reconnaissant ». (Asperger, 1974, cité par Asperger Felder, 2008)

Enfin, Asperger écrivait (et vous pouvez retrouver ce passage dans le chapitre X sur les difficultés des surdoués) que :

« Nous devons également contredire avec force ceux qui utilisent trop facilement le terme "inférieur". Les périodes qui viennent de passer devraient nous avoir appris les conséquences profondément inhumaines, voire meurtrières, que cela entraîne inévitablement : le terme "indigne de vivre" n'est alors pas loin ! Or, les personnes qui adoptaient une telle attitude étaient totalement aveugles au fait qu'elles-mêmes, qui se considéraient racialement et caractériellement de haute valeur, étaient des individus gravement anormaux, marqués par leur idéologie froide et irréelle ainsi que par certains autres traits "psychopathiques", et s'excluaient du cercle de l'humanité. L'un des hommes les plus puissants de l'époque parlait de "bêtes d'intelligence" - se moquait-il de lui-même ? ».

Conclusion

Personnellement je rejoins l'avis de Fangerau, je trouve cela très dangereux, absurde et hors de propos de juger le passé - quand en plus il s'agit de simples interprétations - avec les valeurs du présent. Je trouve cela encore plus questionnable que cela touche une personne en particulier sur une thématique socialement vive et non l'ensemble des personnes d'une époque (pourquoi Hans Asperger, qui n'était même pas membre du Parti national-socialiste des travailleurs allemands alors que des tas d'autres scientifiques, intellectuels, ou artisants l'étaient et rien n'est dit à leur propos ?). Pourquoi toutes les autres marques, entreprises et personnalités qui ont collaboré avec les nazis et pour lesquelles les sources sont claires ne sont pas traitées de la même manière (exemple : Hugo Boss, Volkswagen ou Maria Montessori) ? Pourquoi n'applique-t-on pas aussi cette manière de faire aux us et coutumes de la Grèce antique ?

Je travaille sur ce sujet depuis plusieurs années, et j'ai lu de nombreux livres et articles dans de nombreuses langues (même si je ne les cite pas forcément tous) et les descriptions d'Asperger sont à mon sens un *must-read* pour comprendre et questionner le concept d'autisme mais aussi celui de neurodiversité. Libre à certaines personnes de ne plus utiliser le nom d'Asperger si elles se sentent mal à l'aise avec, néanmoins il serait vraiment dommageable d'un point de vue scientifique, social et culturel de supprimer toutes ces descriptions et tout ce travail et de faire comme s'il n'avait jamais existé. J'encourage ainsi toutes les personnes s'intéressant au sujet, qu'elles soient concernées directement, indirectement ou non concernées à faire preuve d'esprit critique, à lire des écrits contradictoires et de ne donc pas faire l'impasse sur ces textes au risque d'avoir un aperçu incomplet et restreint sur le sujet. Les textes de cet ouvrage ne concernent pas tous directement l'autisme mais les lecteurs pourront y trouver des informations éclairant la posture et la démarche d'Hans Asperger de manière transversale. Cela ne veut pas pour autant dire que tout est important, intéressant ou pertinent et qu'il faut se mettre des oeillères dans l'autre sens. Dans les chapitres II et III de cet ouvrage par exemple (mais pas que), Hans Asperger parle de psychose, de névrose, de tests projectifs, de phénomène de transfert, de refoulement, du Ça et du Moi, d'approche intégrative, d'inconscient, de psychologie des profondeurs... les lecteurs sensibilisés sauront qu'il s'agit de psychanalyse, dont les fondements épistémologiques sont plus que bancales. C'est pour cette raison que j'ai fait le choix de l'intégrer afin qu'un équilibre puisse être trouvé, entre vénération et détestation, entre raison et émotion.

Les textes présents dans cet ouvrage traitent de plusieurs sujets. Tout d'abord, j'ai fait le choix de commencer le livre par des généralités sur le diagnostic et les fondements de la conversation médicale (chapitre I et II) afin que les lecteurs comprennent la démarche et la vision médicale d'Hans Asperger très ancrées dans l'éducation. Puis j'ai inséré cinq chapitres plus orientés sur la psychopathologie dont le dernier sur des descriptions de l'autisme de 1938 (chapitre VII). En outre, j'ai continué avec les chapitres sur l'anxiété chez l'enfant (chapitre IX), les addictions (chapitre X), les mensonges, les vols et les fugues des enfants (chapitre VIII) avant de mettre en lumière les difficultés des surdoués et leurs différences avec les autistes (chapitre XI). Enfin, le chapitre XII porte sur le diagnostic différentiel de l'autisme (avec la surdité ou la déficience intellectuelle par exemple), le chapitre XIII met en exergue l'attachement d'Hans Asperger à l'approche éducative et les deux derniers chapitres portent sur l'autisme de Kanner et l'autisme d'Asperger et sont selon moi les plus importants de cet ouvrage. Le dernier texte d'Hans Asperger sur l'autisme éclaire particulièrement l'évolution de sa vision entre sa thèse d'habilitation de 1943 et sa mort en 1980, et questionne selon moi la pertinence d'utiliser la notion de « handicap » pour décrire ces particularités. Comme il le soulignait en 1944 et en 1938, et à l'inverse de ce que notait Kanner sur la rareré de l'autisme, « Si l'on a appris à prêter attention aux expressions caractéristiques de la personne autiste, ce trouble psychopathique, surtout à un degré plus léger, n'est pas du tout rare, même chez les enfants » et « tout ce qui sort de l'ordinaire, donc "anormal", ne doit pas nécessairement être "inférieur" pour autant ».

Je voudrais aussi indiquer que je pense (et cela peut facilement se corroborer à partir des descriptions que ses proches ont faites de lui, à l'instar de l'analyse de Lyons & Fitzgerald, 2007) qu'Hans Asperger était concerné par tout ce qu'il décrivait, sans quoi il n'aurait pas réussi à retranscrire toutes ces caractéristiques avec autant de clarté et de justesse. Ainsi, je finirais par cette phrase extraite de sa thèse d'habilitation de 1944 : « ils ont un sentiment particulièrement fin pour l'anormalité des autres enfants, en effet, aussi anormaux qu'ils puissent être eux-mêmes, ils y sont positivement hypersensibles ».

Nota Bene 1

Il est important de garder en tête qu'il s'agit en premier lieu de textes médicaux et historiques, et qu'ainsi des termes tels que « souffrant de », « atteint de », « débile », « stupide », « normaux », « anormaux », « retardés » etc. sont utilisés. J'ai fait le choix de ne pas transformer ces termes, et j'invite les lecteurs à prendre du recul sur les formulations pour se concentrer sur les idées.

<u>Nota Bene 2</u>

Les lecteurs remarqueront à plusieurs reprises que l'auteur utilise la troisième personne du singulier pour parler de lui-même. Cela pourrait être dû à des particularités linguistiques germaniques et/ou à l'ajout post-mortem d'éléments dans ses écrits.

<u>Références</u>

Asperger, H. (1950). Die medizinischen Grundlagen der Heilpädagogik. Mtschr. f. Kinderhk. Band 99, Heft 3, S. 105-107

Asperger, H. (1974). Radiosendung: Geschichte und Geschichten, Transkript: Eva Skripsky, Matthias Huber; Archiv Maria Asperger Felder.

Asperger Felder, M. (2000). Foreword. In A. Klin, F. R. Volkmar, & S. S. Sparrow. Asperger Syndrome. The Guilford Press.

Asperger Felder, M. (2000). "Zum Sehen geboren, zum Schauen bestellt", Hans Asperger (1906-1980: Leben und Werk). In R. Castell. Hundert Jahre Kinder- und Jugendpsychiatrie. V&R unipress.

Czech H. (2018). Hans Asperger, National Socialism, and "race hygiene" in Nazi-era Vienna. *Molecular autism*, *9*, 29. https://doi.org/10.1186/s13229-018-0208-6

Falk, D. (2020). Non-complicit: Revisiting Hans Asperger's Career in

Nazi-era Vienna. *Journal of autism and developmental disorders*, *50*(7), 2573–2584. https://doi.org/10.1007/s10803-019-03981-7

Feinstein, A. (2010). A History of Autism: Conversations with the Pioneers. Wiley–Blackwell.

Gillberg, C. (2023). Hans Asperger: True or not? *Acta Paediatrica*. https://doi.org/10.1111/apa.16697

Fangerau, H. (2020). Hans Asperger und der Nationalsozialismus: zwischen historischer Rekonstruktion und persönlicher Erinnerung. *Monatsschrift Kinderheilkunde*, *168*(S3), 223–226. https://doi.org/10.1007/s00112-020-00952-6

Heijder, W. (2021). *A response to the book Asperger's Children by Edith Sheffer | University of Gothenburg.* https://www.gu.se/en/gnc/a-response-to-the-book-aspergers-children-by-edith-sheffer

Lyons, V., & Fitzgerald, M. (2007). Did Hans Asperger (1906–1980) have Asperger Syndrome? *Journal of Autism and Developmental Disorders*, *37*(10), 2020–2021. https://doi.org/10.1007/s10803-007-0382-4

Rebecchi, K. (2021). Les enfants autistes - Hans Asperger. Kindle Direct Publishing.

Rothbutcher, H. (1981). Foreword. In, H. Asperger & H. Rothbutcher.

Das Rechte Mass. Selbstverlag der Internationalen Pädagogischen Werktagung.

Sheffer, E. (2018). Asperger's Children: The Origins of Autism in Nazi Vienna. W. W. Norton & Company.

Tatzer, E., Maleczek, W., & Waldhauser, F. (2022). An assessment of what Hans Asperger knew about child euthanasia in Vienna during the Nazi occupation. *Acta Paediatrica*. https://doi.org/10.1111/apa.16571

Wurst, F. (1982). Foreword. In, H. Asperger & H. Rothbutcher. Mit Konflikten Umgehen. Selbstverlag der Internationalen Pädagogischen Werktagung.

<u>Pour aller plus loin :</u>

La Gazette de l'autiste. (2023). Qui est Hans Asperger ? https://www.lagazettedelautiste.com/qui-est-hans-asperger

Silberman, S. (2015). NeuroTribes: The Legacy of Autism and the Future of Neurodiversity. Avery Publishing.

I/ GENERALITES SUR LE DIAGNOSTIC ET LA THERAPIE (1982)

À qui s'adresse ce livre ? Tout d'abord, aux pédiatres travaillant en clinique et en cabinet, dont le profil professionnel a considérablement évolué, selon notre opinion, au cours des dernières décennies : le pédiatre en cabinet privé n'est plus seul, et certainement pas principalement, l'assistant dans les troubles de l'alimentation du nourrisson et dans les maladies infectieuses de l'enfance ; on peut considérer que ces problèmes sont résolus. De plus, la diminution catastrophique des naissances, qui menace l'existence des peuples d'Europe centrale, met particulièrement en danger sa profession, celle du pédiatre. Aujourd'hui, le pédiatre est confronté à des tâches nettement différentes : de plus en plus, les enfants rencontrent des difficultés dans leur éducation et présentent des troubles de comportement allant jusqu'à de véritables névroses. Nous sommes convaincus que cela est tout autant une conséquence de la société d'abondance et de luxe que de son obsession pour l'hostilité envers les enfants, une hostilité qui n'existait guère auparavant. Il est en effet un fait que les enfants sont souvent rejetés et traités avec incompréhension, même si cela est nié avec de beaux discours.

La situation est similaire pour le médecin généraliste qui doit traiter des enfants dans sa clientèle - ce livre le concerne également.

Le changement des tableaux cliniques observés par le pédiatre donne naissance à de nouvelles obligations importantes pour lui, qui devrait véritablement être le "défenseur de la vie" (Romano Guardini).

Il doit apprendre à reconnaître les troubles nerveux et psychologiques chez les enfants, idéalement à les prévenir - ce serait le plus utile - et à les traiter avec les méthodes qui se révèlent les plus efficaces dans chaque cas. Il est souvent déploré que les écoles de médecine modernes n'enseignent pas suffisamment de telles choses à leurs étudiants - elles sont fascinées par les succès de la médecine technologique et sur-spécialisée ; elles ont perdu de vue l'ensemble de l'enfant, ne maîtrisent pas « l'école du regard » et ne peuvent donc pas l'enseigner. Elles ne sont pas prêtes à examiner l'histoire vécue par l'enfant et à en comprendre le comportement.

Cependant, nous pensons que ce livre pourrait également être bénéfique pour d'autres professions chargées d'évaluer les enfants : les psychologues (en particulier ceux travaillant dans des institutions cliniques), les travailleurs sociaux qui ont souvent un rôle décisif à jouer dans le destin des enfants difficiles, mais qui ne peuvent le faire qu'à partir d'une connaissance précise de ces enfants, ainsi que les enseignants, les éducatrices de maternelle et les éducateurs.

Il est à la mode aujourd'hui de considérer l'éducation à partir d'une idéologie et de les opposer violemment les unes aux autres. Nous pensons que le résultat pratique de ces efforts est faible, et nous pensons au contraire que nous devrions suivre la nature comme maître d'enseignement, bien sûr, la nature à laquelle appartient à la fois la dimension physique et psychique de l'enfant. Ainsi, ce travail traitera des réalités naturelles, mais comment les reconnaît-on ?

Selon nous, lors de l'observation, il ne faut pas s'orienter vers la norme statistique, les valeurs moyennes, mais plutôt affûter le regard sur ce qui "se démarque", sur ce qui est "différent de l'attente". Voici un exemple : l'impression que fait un enfant est différente de ce à quoi correspondrait son âge calendrier : les proportions, grandes et petites, comme la forme du visage, la dentition, le contact, le mode de travail et les autres comportements, tout cela paraît infantile. Si l'on suit cette impression, aussi bien avec des mesures précises, des questions ciblées que des tests spécifiques, si l'on reconnaît, par exemple, le retard de maturation (quelle qu'en soit la cause), cela peut conduire au cœur des problèmes de cet enfant. Ainsi, notre approche part du remarquable, de l'inattendu, du particulier, voire du pathologique. Cette approche est légitime en médecine depuis longtemps : la pathologie a toujours éclairé la physiologie, car la maladie est plus facile à comprendre que le tissu beaucoup plus complexe du "normal", où les forces agissantes se maintiennent en équilibre dynamique et sont donc invisibles dans leur efficacité ; la maladie est en fait une simplification pathologique du normal. Cependant, il est difficile pour le psychologue et surtout pour l'éducateur de suivre cette voie, car tous deux ont été trop éduqués dans la notion de norme.

Ce travail vise donc à montrer que cette approche peut également être fructueuse pour l'éducateur en affinant le regard sur ce qui sort de l'ordinaire et en apprenant de la psychopathologie de l'enfant.

Le titre de ce livre contient le terme « heilpädagogik » (pédagogie curative). Il est apparu pour la première fois en Autriche au milieu du XIXe siècle dans l'œuvre de Georgens, un enseignant originaire d'Allemagne qui travaillait dans un foyer près de Vienne et qui, sur la base de son expérience, ressentait le besoin d'étudier également la médecine et de travailler comme médecin et enseignant dans le domaine du « travail auprès des handicapés », comme nous dirions aujourd'hui. La nécessité d'intégrer le médical avec le pédagogique se manifeste ici, selon nous, de manière quasi symbolique. Cela est resté vrai en Autriche jusqu'à nos jours : contrairement aux autres pays de langue allemande, l'heilpädagogik englobe ici la pensée et l'action médicales et biologiques ainsi que la problématique psychologique et l'action pédagogique. La nécessité de ne pas se regarder mutuellement avec méfiance, en compétition, en isolation, mais d'apprendre les uns des autres, chacun apprenant de tous les autres, a perduré malgré toutes les avancées des connaissances et des méthodes propres à chaque profession, et cela doit continuer ainsi pour le bien des enfants qui nous sont confiés.

Alors peut-être se réalisera ce qui est exprimé dans la première partie du mot composé « heil-pädagogik » : les mesures pédagogiques peuvent-elles réellement guérir ? Le mot paraît présomptueux pour certains, au point qu'ils veulent abandonner complètement cette appellation. Mais nous pensons que si le heilpädagoge, tel que nous le comprenons, utilise les moyens à sa disposition, il peut réellement avoir un effet curatif, tout comme un traitement médicamenteux ou psychothérapeutique dans un domaine correspondant. Il ne faut pas oublier qu'il travaille avec des enfants qui, malgré leurs troubles, peuvent développer des forces qui améliorent considérablement leur handicap, voire produisent des compensations et des surcompensations. Le temps, avec sa patience alliée à sa détermination, est un puissant allié ! Comment cela peut se réaliser, c'est ce que devrait être le contenu de ce travail.

Le titre « Psychothérapie et heilpädagogik en bas âge » exige une distinction entre ces deux termes. Les objectifs ne sont certainement pas en contradiction entre eux : les deux visent à aider et à favoriser le développement des enfants souffrant de troubles nerveux et psychiques.

Cependant, il existe des différences entre les méthodes. La psychothérapie moderne a développé un certain nombre de nouveaux traitements en plus des traitements classiques anciens, qui sont décrits dans cet ouvrage. L'heilpädagogik, lorsqu'elle intègre la pensée médicale et biologique (par exemple, la connaissance des mouvements normaux et pathologiques et les thérapies qui en découlent pour les enfants atteints de paralysie cérébrale, les problèmes de déficience sensorielle ou les troubles d'apprentissage), a également trouvé un certain nombre de méthodes spécifiques très efficaces. Il est certain que les enfants bénéficieront le plus de l'aide lorsque les deux approches, celle de la psychiatrie et de la pédiatrie (« neuropédiatrie ») d'une part, et celle de la pédagogie d'autre part, collaboreront efficacement.

II/ LA CONVERSATION MEDICALE (1982)

La conversation avec l'enfant revêt une importance diagnostique et thérapeutique éminente. Elle permet de se faire une idée de la personnalité de l'enfant et d'avoir une influence décisive sur lui, en se plaçant à ses côtés en tant que guide et soutien. Il convient de préciser dès le départ que la conversation diffère fondamentalement d'un test psychologique : dans ce dernier, les exigences doivent être posées de manière standardisée à chaque enfant, avec le même matériel, les mêmes mots, dans un laps de temps déterminé, afin que les résultats puissent être comparés (il convient de noter qu'il existe une certaine faiblesse dans les méthodes de test, en particulier les tests d'intelligence, qui ne parviennent pas à individualiser suffisamment, ne fournissant qu'une mesure quantitative, malgré les tentatives de différenciation par rapport aux différents sous-résultats - par exemple, entre la partie « verbale » et la partie « action » du « test de Hamburg-Wechsler »).

Cependant, la conversation médicale, pour remplir sa fonction, doit être menée de manière très différente. Il ne faut absolument pas essayer de la standardiser (par exemple, en utilisant un schéma de questionnaire strictement suivi). Elle ne produit des résultats que par la communication entre la personne unique du médecin et celle de l'enfant.

Développement du contact

Il convient de décrire ici comment le contact, en particulier le contact verbal, se développe de manière régulière chez l'enfant. Le nouveau-né « sans cortex » et le nourrisson des premiers mois de vie n'ont bien sûr pas encore la capacité de comprendre le langage et de le produire eux-mêmes. Cependant, dès le début, le jeune enfant est capable, grâce à son instinct inné, de percevoir l'expression des autres et de se faire comprendre par des manifestations expressives sans équivoque - par son mimétisme, son regard qui devient rapidement de plus en plus différencié et de plus en plus riche en possibilités de communication, par ses vocalisations, comme les pleurs motivés de différentes manières, puis, à partir du milieu de la période nourrissonnale, par ses babillages expérimentaux qui deviennent rapidement plus expressifs. De même, même le tout jeune enfant est capable de « comprendre » ce qui lui est apporté en termes d'humanité : les caresses et les étreintes chaleureuses de la mère, ses doux murmures et ses chants, bien avant de comprendre le sens des mots. Le regard et le sourire de l'enfant sont les premiers signes d'une intentionnalité de se tourner vers les autres, en particulier vers la mère, avec qui l'enfant forme une « dyade », une unité (René Spitz) au cours des premiers mois. À la fin de la première année, une étape de développement se produit, qui élève l'enfant bien au-dessus des autres mammifères : le langage devient intelligible pour lui et il est capable de produire lui-même du langage ; le royaume de l'esprit s'ouvre, dont le langage est l'habit.

Il ne faut cependant pas oublier que la nouvelle capacité acquise de se confronter au monde verbalement n'efface pas les possibilités « anciennes » de se rapporter à l'environnement, en particulier à l'environnement humain, d'un point de vue phylogénétique et ontogénétique, mais les « intègre » avec le nouveau (ce qui était auparavant reste « intègre »). Comprendre et produire ces manifestations expressives reste essentiel pour exprimer l'adhésion ou le rejet, les commandes et l'obéissance (ce que la psychologie intellectuelle, qui ne suit que le sens des mots, n'a pas pris en compte pendant longtemps). Nous pensons que ces considérations exposées constituent une base importante pour la problématique même de la conversation médicale.

L'expérimenté se rend compte très rapidement de la capacité et de la volonté de contact de l'enfant : comment il entre dans l'espace et prend place, comment il regarde l'adulte, anxieux ou confiant, comment il répond aux questions. Au cours du développement normal, l'enfant a développé un comportement de contact verbal très différencié, dans lequel l'étranger ou le familier, la sympathie ou l'antipathie (qui impliquent clairement une évaluation de l'interlocuteur), la supériorité ou l'infériorité, le respect ou la résistance têtue, bref, une gamme riche de relations est exprimée.

<u>Troubles du contact : autisme</u>

Ces troubles du contact se distinguent très nettement - et ont une grande pertinence diagnostique - du comportement normal dans la conversation avec l'enfant, et doivent être identifiés par le médecin expérimenté et intégrés à l'image de la personnalité de l'enfant. H. Asperger a décrit en détail les particularités du contact conversationnel avec l'enfant autiste, cette réduction à soi-même (autos), cette incompréhension ou ce rejet du contact avec les autres, clairement manifestés par le regard qui ne plonge pas dans celui de l'autre, mais va ailleurs, et aussi par les particularités de l'intonation, en particulier du choix des mots et de la construction des phrases (chez les autistes intellectuellement doués, il existe une proximité avec la grammaire, dès le plus jeune âge, et avec le langage en tant qu'instrument d'abstraction). Il est essentiel de noter que, chez les enfants autistes, le langage n'est pas autant un moyen de contact, une « réponse » (quelle magnifique expression dans la langue allemande !), mais plutôt un « langage spontané » : l'enfant ne tient pas compte de savoir si on veut l'écouter ou non, si c'est approprié de parler ainsi ici et maintenant - ou pas ; ils « résonnent dans l'espace », proclamant leurs propres idées parfois assez absurdes. Le trouble du contact verbal est encore plus grave chez les enfants décrits par L. Kanner comme ayant un « autisme infantile précoce », un état psychotique dans lequel la langue se développe parfois tardivement et de manière incomplète, voire pas du tout. Elle n'est pas utilisée parce que le contact est rejeté ou parce que les enfants ne le comprennent pas. (La signification de la langue dans la structure de la personnalité est également illustrée par le fait que l'avenir de ces enfants dépend considérablement de leur capacité à « apprendre » une langue, de préférence par des méthodes comportementales.)

Absence de distance

Il existe également des troubles de comportement tout à fait opposés, qui se manifestent également dans la conversation avec l'enfant : il est inhérent à un véritable contact de toujours maintenir la bonne distance par rapport au partenaire (il est intéressant de suivre le développement de ce comportement de distance - à partir de l'étranger de l'enfant, vers environ cinq mois, dont R. Spitz parle comme de « l'angoisse des huit mois », à travers une distance de plus en plus différenciée, ce qui indique simplement que l'enfant « forme des contours autour de lui », devient de plus en plus conscient de sa propre identité). Cependant, il existe des enfants - il s'agit souvent d'un « syndrome psychosomatique organique cérébral », en particulier avec épilepsie - qui n'ont aucune compréhension de la distance si nécessaire par rapport à leur partenaire. Ils deviennent immédiatement « familiers », parlent sans souci, ne sont pas déconcertés par le regard du partenaire qui maintient et demande de la distance. Ils se démarquent complètement dans le groupe des camarades et vis-à-vis de l'autorité de l'enseignant, et leur comportement peut devenir insupportable : le manque de distance est un trouble grave dans les relations interpersonnelles !

Langage et intelligence

Nous avons déjà examiné le comportement de conversation d'un enfant du point de vue du contact et de la communication interpersonnelle. Maintenant, parlons des caractéristiques intellectuelles qui s'expriment dans le langage. L'expert peut se faire une idée de l'intelligence d'un enfant sans même effectuer un test approfondi.

Il y a les troubles de l'articulation (bégaiement, parfois limité à certains sons tels que le S ou le R), il y a l'incapacité à former des phrases grammaticalement correctes correspondant à l'âge de développement (agrammatisme) - cela est plus fortement corrélé à un déficit intellectuel que le trouble précédent. Mais des critères plus subtils doivent également être appliqués au langage de l'enfant : quelle est l'étendue du vocabulaire, comment les phrases sont-elles structurées de manière différenciée ? Comment exprime-t-il la hiérarchie logique ? Comment comprend-il les questions et comment comprend-il ce qui est « sous-entendu » ? À quel point est-il vif dans ses réponses ? Quelle est sa compréhension de l'humour ?

Les critères examinés jusqu'à présent, qui fournissent des informations sur le contact et l'intelligence de l'enfant, en disent déjà beaucoup sur ses qualités personnelles. Mais nous devons aller encore plus loin dans notre effort de comprendre clairement, lors d'une conversation, les caractéristiques individuelles de l'enfant, ses problèmes actuels découlant de son histoire vécue.

Conduite de la conversation

Ici, tout schéma échouerait. Les petits enfants ne peuvent pas, et les plus grands ne veulent souvent pas verbaliser ce qui les préoccupe profondément. Parfois, ils « jouent » (thérapie par le jeu) ou des indications sur de tels problèmes centraux peuvent être obtenues à partir d'un test « projectif » (comme le test de scènes). Mais même une conversation bien menée peut être plus révélatrice que certains tests (où il y a toujours le danger d'interpréter quelque chose qui n'est pas présent chez l'enfant !).

Comment cela se produit n'est pas facile à décrire. En observant l'apparence et le comportement de l'enfant, ainsi que son niveau de langage, on se fait déjà une certaine idée de ses contenus et de ses intérêts intellectuels. Ensuite, on « pose des questions » pour approfondir et préciser cette compréhension, et on confirme sa propre intuition ou on essaie une autre direction. Il sera souvent avantageux d'aborder d'abord les intérêts et les capacités d'un enfant : il peut montrer ce qu'il sait faire, avoir des succès et ressentir l'intérêt de l'interrogateur. Une fois la confiance établie, les problèmes personnels de l'enfant entrent en jeu - et cela devient difficile !

Il est difficile pour un enfant de parler de ce qui le trouble - il ne peut pas verbaliser parce qu'il n'est pas clair, il cache sa peur et son impuissance, il est souvent sous une pression intense de la part des adultes. Un exemple typique : le destin tragique des enfants de parents divorcés. Après de graves conflits pendant leur mariage, d'où aucun enfant ne sort indemne, les parents vivent enfin séparés ; l'enfant est confié au parent qui peut garantir son bien-être (dans la mesure où le juge des tutelles peut en juger). Mais le problème n'est certainement pas résolu ! Ce parent qui « possède » maintenant l'enfant l'utilise souvent comme une arme contre l'ancien partenaire toujours détesté, lui arrache l'amour pour le père (l'enfant est souvent avec la mère) et l'empoisonne avec cette haine qui a déjà fait échouer le mariage. Comment un enfant peut-il se défendre contre cela, comment peut-il simplement comprendre quel jeu est joué avec lui ? Il souffre et a peur et ne peut pas s'en sortir seul. À l'école, on parle du père, avec fierté devant les autres, on apprend le quatrième commandement, mais le père est l'ennemi !

C'était un exemple parmi tant d'autres. Le médecin, qu'il soit sollicité en tant qu'expert par le tribunal de tutelle ou consulté par la mère pour les troubles nerveux (véritablement « psychosomatiques ») de l'enfant, a de grandes opportunités en ce qui concerne le diagnostic et la thérapie. S'il est un homme, il est souvent perçu et accepté par l'enfant, qui a été si durement déçu jusqu'à présent, comme une « figure paternelle » si l'interlocuteur a donné à l'enfant le sentiment, par le biais des questions précédentes, qu'il pouvait lui faire confiance et se confier à une personne compréhensive et empathique (bien sûr, une femme médecin a des chances similaires, si elle sait les exploiter). C'est ici que les « phénomènes de transfert » décrits de manière si magistrale par Sigmund Freud entrent en jeu.

L'art de la sage-femme

Socrate a qualifié la manière dont il pratiquait si brillamment la conduite de la conversation et l'interrogatoire d'un « art de la sage-femme », et cela correspond à la réalité, car cela « met au monde » un être vivant, un être spirituel, tout comme la sage-femme met au monde un nouveau-né. Après le dialogue, la situation est différente pour l'interrogateur et l'interrogé : le questionneur a progressé dans sa connaissance de l'enfant et de sa situation, il est maintenant mieux en mesure d'aider ; l'enfant interrogé, qui a été aidé à s'exprimer (!) par des questions empathiques, s'est libéré de nombreuses choses qu'il ne pouvait pas ou ne voulait pas exprimer jusqu'alors, mais il a aussi progressé sur le chemin de sa propre personne, de la connaissance de soi - et cela est déjà, comme cela sera développé, une grande partie de la thérapie !

Les difficultés pour mener une conversation fructueuse ne sont pas minimes pour les deux parties. Le médecin a bien sûr l'autorité en sa faveur, et cela l'aide énormément : on suppose de lui qu'il comprend tout - et cela crée de la confiance, surtout si l'enfant se sent reconnu à travers les questions précédentes et est donc prêt à s'ouvrir davantage, jusqu'à sa sphère personnelle la plus intime. Mais l'autorité peut aussi écraser de telle sorte que l'enfant se ferme à l'interrogateur. Dans ce cas, il sera utile que l'interrogateur n'adopte pas une attitude de supériorité, mais qu'il se révèle, par son ton, son expression et ses paroles, comme quelqu'un qui se tient aux côtés de l'enfant, qui l'apprécie, qui prend parti pour lui.

Engagement en faveur de l'enfant

Souvent, l'enfant croit que ses parents l'ont emmené chez le médecin pour qu'il lui lave la tête à cause de sa « méchanceté » et de ses autres vices, et parfois l'enfant a raison, car ses parents l'ont instruit ainsi. Il n'est donc pas étonnant que l'enfant devienne têtu, refuse de parler ou même fasse une scène, motivé à la fois par la rébellion et la peur. Surtout si l'enfant est déjà plus âgé et réceptif à des paroles raisonnables, il faut lui faire comprendre avec détermination que l'on s'intéresse à lui, que l'on veut l'aider dans ses difficultés et que l'on le soutiendra également face aux autres si l'on croit qu'il a raison.

Les exemples mentionnés ci-dessus illustrent la difficulté qu'un enfant peut éprouver à s'exprimer verbalement devant un médecin interrogateur - d'une part, parce qu'il n'en est pas encore au stade de développement lui permettant de décrire les processus internes en réponse à des questions révélatrices. La dispersion des capacités est très large à ce stade ; certains enfants, en particulier les enfants autistes doués, ont déjà une conscience de soi étonnamment complète dès la petite enfance et sont également prêts à en discuter et à débattre ; d'autres, en revanche, même à l'adolescence où de tels problèmes apparaissent généralement, ne parviennent pas à clarifier leur situation par le langage, même si l'on essaie de les aider.

Il existe d'autres obstacles. La peur qui provient de l'intérieur ou de la situation extérieure entrave l'expression verbale de l'enfant, voire l'empêche de « réfléchir », d'être capable de percevoir les faits et de les rapporter. Ce qui vient d'être dit est en relation avec le concept psychanalytique de « refoulement », bien que nous souhaiterions souligner de manière critique que ce qui se cache en arrière-plan, comme un reste d'expériences « traumatisantes », n'est pas toujours complètement « repoussé » dans l'inconscient (ce qui est souvent le cas chez les adultes également), mais que l'enfant ne veut tout simplement pas le reconnaître, ne veut pas y faire face, alors qu'il « sait » très bien. Le médecin qui mène la conversation doit alors encourager l'enfant à reconnaître cela et à s'exprimer plus clairement en cherchant ses mots avec prudence. Et cela constitue un véritable « processus d'accouchement », dans le sens de la comparaison socratique ! Il est fascinant d'observer comment une prise de conscience émerge chez un enfant (le psychologue viennois Karl Bühler a très bien parlé d'une « expérience du Aha »), comment parfois, dans un langage non enseigné, non conditionné, mais « naturel » et créatif, une formulation réussit, ce qui a alors quelque chose de libérateur. Cependant, cela se produit par un processus de communication entre l'interrogateur et l'interrogé, apportant un bénéfice considérable à chacun : pour le médecin qui mène la conversation, une image d'une personnalité avec des capacités et des difficultés, avec des conflits où l'enfant a besoin d'aide, se dessine - pour l'enfant, une bonne conversation est une partie importante de la thérapie. C'est de cela dont il faut parler par la suite.

Effet thérapeutique de la conversation

Platon, l'élève de Socrate, a fondé sa philosophie sur le fait de montrer comment la connaissance se réalise dans le jeu des questions et réponses entre l'élève et le maître, ce qui aide ensuite l'individu à bien vivre et conduit la communauté sociale vers un ordre supérieur. La même chose se produit dans la rencontre entre l'enfant et le médecin expérimenté et compatissant. L'enfant comprend soudainement les liens entre les événements qui le tourmentaient auparavant parce qu'ils n'étaient que confus et incompris, menaçants et effrayants - et il se reconnaît lui-même, son rôle dans ce jeu souvent désastreux. Cela correspond tout à fait aux mots de Freud selon lesquels la psychothérapie vise à « transformer le Ça en Moi », en un moi reconnaissant et responsable.

Le comportement que nous avons décrit pour celui qui mène la conversation se distingue d'une attitude qui fait des prescriptions ou prêche la morale à l'enfant. Comme on dit, cela « entre par une oreille et sort par l'autre », cela n'affecte pas réellement les motivations de l'enfant. Par conséquent, nous disons que le seul comportement digne d'un thérapeute repose sur le respect de l'enfant ; il ne faut pas essayer de le « manipuler » (c'est pourquoi nous nous opposons également à une « thérapie comportementale » souvent envahissante de nos jours, qui nous semble trop mécaniste avec ses renforcements positifs et négatifs, accordant trop peu d'espace de liberté à l'enfant ; nous considérons cette approche acceptable uniquement pour les enfants gravement atteints, par exemple, organiquement cérébraux). Le respect envers l'enfant signifie : écouter attentivement ce que l'enfant dit, lui donner du temps pour réfléchir, lui donner l'occasion de clarifier les choses en lui posant des questions s'il est incertain de lui-même, ne pas lui imposer d'interprétations (que les analystes impatients font souvent !). Cela signifie également faire preuve de scepticisme à l'égard des promesses trop courantes de s'améliorer ou des « prises de conscience » affichées de manière emphatique. Une véritable prise de conscience, qui émerge chez un enfant grâce à la conduite de la conversation, se manifeste plutôt par un silence soudain, une hésitation, un repli sur soi (comme signe de réflexion interne) plutôt que par de nombreux mots courants.

Selon notre opinion, il est également respectueux envers l'enfant de se restreindre, car on ne sait jamais comment ce qui se dégage de la conversation, ce que l'on dit à l'enfant, l'affecte réellement. Beaucoup de choses que l'on a soi-même prises très au sérieux passent sans effet sur l'enfant.

Mais on constate parfois, après des décennies, qu'un adulte maintenant depuis longtemps raconte : à l'époque, quand il était enfant, le médecin lui a dit un mot qu'il n'a pas oublié depuis et qui a influencé ses décisions - on ne s'en souvient plus soi-même depuis longtemps !

Ce qui se produit dans le contact conversationnel avec l'enfant nous semble déjà contenir tout ce qui importe en psychothérapie et en éducation thérapeutique (d'ailleurs, ces deux concepts ne diffèrent en rien en termes d'objectifs) : s'engager avec un enfant, se mettre à ses côtés, éclaircir et orienter, dans le respect de la personne de l'enfant, et lui offrir une aide décisive dans ce qui résonne en lui à partir des conversations, favorisant souvent son développement.

<u>Contenus de la conversation</u>

Au début de ce chapitre, nous avons rejeté toute schématisation de la conversation, car cela perturberait considérablement l'immédiateté de la communication. Cependant, il convient de mentionner que certains problèmes se posent probablement dans chaque conversation : l'école avec ses réussites et ses échecs, ses soucis et ses peurs, la situation des tâches (la conversation doit être menée de manière à ce que l'enfant ne soit pas perçu comme un échec total, de sorte que les exigences posées soient élastiques, adaptées à ses capacités sans qu'il s'en rende compte) ; les intérêts en dehors de l'école (éventuels centres d'intérêt spéciaux) ; intentionnellement plus tard (afin que l'enfant ait déjà confiance), la problématique familiale est abordée, la relation avec les deux parents et les éducateurs éventuels, ainsi qu'avec les frères et sœurs (en traitant tout cela avec patience, en prenant note aussi bien du silence que de la parole) ; les aspirations professionnelles et les idées sur la conduite future de la vie ; chez les plus âgés, les attitudes envers l'amour et la sexualité, ainsi que les expériences dans ce domaine (ici, moraliser est inutile, voire nuisible, la compréhension étant essentielle !) - le tout adapté précisément aux réactions de l'enfant ou de l'adolescent, en étant toujours prêt à trouver de nouvelles approches pour chaque cas individuel.

Un problème demeure pour lequel nous ne pouvons pas offrir de solution : la conversation médicale, telle que nous avons tenté de la décrire, demande beaucoup de temps. Et le médecin en pratique, chargé de nombreuses autres tâches, aura du mal à trouver ce temps, se sentant souvent au bord de l'échec. C'est le destin de ceux qui s'efforcent de faire preuve d'humanité, auquel on peut difficilement échapper. Cependant, il est possible de rationaliser le temps dans certaines limites, par exemple, en organisant une consultation dédiée aux conversations avec un enfant, et ensuite avec les parents, lorsque l'on sent que des problèmes importants et dangereux se cachent en arrière-plan.

Cependant, le reproche de n'avoir pas assez fait reste toujours ancré dans la conscience médicale.

III/ LA THERAPIE SUGGESTIVE (1982)

Fondements biologiques

La thérapie suggestive est une méthode de traitement qui suscite de nombreuses opinions divergentes. Son fondement est censé découler de la régularité biologique, un principe qui traverse l'ensemble de cet ouvrage. Le système nerveux végétatif, qui régit le fonctionnement de tous nos organes (son grand chercheur, L.R. Müller, parle des « nerfs de la vie et des pulsions vitales »), est également connu depuis longtemps sous le nom de « système nerveux sympathique ». En effet, ce nom est même antérieur à celui mentionné précédemment, qui vise à indiquer l'opposition au « système nerveux animal ». Sympathique signifie qu'il souffre avec, ressent avec ce qui se produit sur le plan psychique chez l'être humain, le psychique s'exprime physiquement à travers les fonctions végétatives, et les événements psychiques influencent tout ce qui est corporel.

Bien que nous soyons convaincus que des facteurs constitutionnels et héréditaires sont impliqués dans les dysfonctionnements végétatifs qui conduisent à divers troubles organiques, il ne fait aucun doute d'autre part que les erreurs dans le milieu familial et plus tard dans le milieu scolaire jouent un rôle causal dans l'apparition de troubles organiques, de « névroses organiques » qui seront décrites en détail dans cet ouvrage. On parle également d'expériences « traumatisantes » pour l'enfant ; il est nécessaire de les identifier et de les éliminer si l'on souhaite aider l'enfant à améliorer sa situation. Et il est certain que si une situation environnementale perturbante peut entraîner des dysfonctionnements végétatifs, il est également possible d'obtenir une amélioration, un retour à un fonctionnement normal, en créant une meilleure ambiance, en instaurant la confiance et en éliminant la peur, ce qui aura un effet « sympathique » sur l'enfant.

La thérapie suggestive est l'un des moyens d'y parvenir. Elle possède une longue lignée honorable. La médecine ancienne, pratiquée par des médecins-prêtres, des sorciers, sous des formes diverses, ne travaillait qu'avec de tels moyens, et certainement pas sans succès, comme le montre l'histoire. À l'époque, il y avait encore peu de médicaments qui pouvaient réellement intervenir dans la chimie du corps. Cela a considérablement changé dans la médecine moderne, où nous sommes capables d'obtenir des effets thérapeutiques décisifs en maîtrisant les processus biochimiques. Cependant, ce qui se produit dans l'organisme vivant n'est pas entièrement identique aux processus en éprouvettes, en grande partie en raison des influences du système nerveux végétatif. Après une période de croyance absolue en la technologie et en la chimie, une désillusion salutaire s'est installée aujourd'hui. Nous avons réalisé que ce qui était efficace dans l'ancienne médecine, c'est-à-dire la foi en la force curative de l'être humain, a toujours une importance décisive, avant même les effets « organiques ». Des études critiques, telles que les « essais en double aveugle », ont clairement démontré le pouvoir de ces facteurs (l'évaluation critique des médicaments nécessite désormais impérativement une comparaison avec les effets d'un « placebo » - cette expression anglo-saxonne désignant une substance qui ne réagit pas chimiquement avec l'organisme, contrairement au médicament « réel », est également acceptée dans notre langue).

Thérapie thymotrope

Mon professeur Franz Hamburger a appelé un traitement qui suit ces principes la « thérapie thymotrope » - un terme approprié, je pense. Elle s'adresse à la sphère affective de l'enfant (thymos) ; l'enfant a confiance dans le pouvoir guérisseur du médecin, et c'est précisément cela qui provoque une modification de l'organisme, améliorant ou faisant disparaître les symptômes douloureux, en particulier au niveau de certains organes. Comme dans tout ce qui se passe avec l'enfant, la mère est également « en jeu ». On ne devrait jamais dire à la mère que le médicament ou le traitement utilisé n'intervient pas "réellement" dans le processus pathologique. Au contraire, elle doit, comme l'enfant, être convaincue de l'efficacité des mesures prescrites et refléter cette conviction à l'enfant. Si les choses étaient différentes, si elle avait des doutes, la thérapie serait certainement inefficace pour l'enfant. Dans ce sens également, la mère et l'enfant forment une unité, une unité profondément ancrée, bien plus profonde que par une simple compréhension intellectuelle, plus profonde, à savoir dans le domaine « thymique ». Le médecin doit en être conscient et en tenir compte ; il doit également convaincre la mère et en aucun cas lui dire qu'il s'agit d'un « traitement placebo ».

Technique

En ce qui concerne la procédure, le médecin prescrit un médicament, de préférence préparé spécialement pour l'occasion et non préemballé (car dans ce cas, la mère étudierait certainement attentivement la notice et la confronterait aux instructions médicales), et donne des instructions précises sur la manière d'utiliser le médicament plusieurs fois par jour. Si la mère et l'enfant suivent scrupuleusement ces instructions, cela leur apporte une stabilité et une confiance. Le fait d'augmenter la « dose » du médicament si une amélioration n'est pas assez rapide et intense est un « renforçateur » important (pour parler le jargon de la thérapie comportementale moderne, qui présente certaines similitudes avec le traitement suggestif) ; si cela aide, la mère et l'enfant y voient une preuve que la dose du médicament était correcte.

On réduira la dose lorsque les symptômes s'amélioreront et on ne mettra pas fin au traitement trop tôt, mais on cherchera à consolider les progrès en prolongeant la durée du traitement. L'expérience diversifiée des personnes travaillant avec une telle thérapie prouve qu'elle peut accomplir beaucoup. En particulier, les « névroses organiques » répondent bien à ce type de traitement : les dysfonctionnements de la vessie et du rectum (énurésie diurne et nocturne, encoprésie), la toux « nerveuse » et les troubles respiratoires, ainsi que les tics (bien que le traitement soit souvent difficile - d'ailleurs, même avec des médicaments neurologiques !), les troubles du sommeil, notamment les difficultés d'endormissement (ce qui est compréhensible lorsque l'on considère à quel point ce processus dépend de l'humeur !) ; un large éventail de symptômes affecte le tractus gastro-intestinal, tels que les troubles de l'appétit, les vomissements et les douleurs ; d'autres conditions affectent la circulation, que Hamburger a appelées « névroses d'attention ». On observe une inquiétude excessive concernant le rythme cardiaque, et à ce même moment, il est déjà perturbé, ce qui entraîne des arythmies douloureusement ressenties.

Mode d'action

Si le médecin parvient à améliorer ou à éliminer de tels tableaux de symptômes avec la méthode décrite, il aura beaucoup aidé - l'enfant qui en était fortement tourmenté, mais aussi la famille qui en était angoissée et plongée dans de grandes difficultés.

Pensez simplement au travail émotionnellement perturbant imposé à la mère qui doit sans cesse remettre en ordre les vêtements et le linge de lit d'un enfant qui fait pipi au lit ou se fait dessus !

Mais un tel traitement ne fonctionne pas seulement de manière « symptomatique », il va bien au-delà. Très souvent, les symptômes organiques sont alimentés, causés et maintenus par l'anxiété (en particulier l'énurésie et l'encoprésie, mais aussi de nombreux autres tableaux de maladies « psychosomatiques »). Le lien de confiance établi avec le médecin lors d'un traitement réussi, qui est en réalité l'élément efficace, agit également avec une grande dynamique contre l'anxiété de l'enfant et de la mère. Au cours de la thérapie, il y a généralement une attention accrue de la mère envers son enfant, et cela aussi est directement bénéfique. Si le traitement suggestif est bien mené - ce qui nécessite bien sûr que le médecin voie l'enfant et la mère à plusieurs reprises et les « soutienne » constamment -, cela se transforme en une sorte de « thérapie familiale » qui peut réellement améliorer de manière significative des troubles familiaux tragiques.

Limites et dangers de la thérapie suggestive

Si l'on veut servir la vérité, c'est-à-dire présenter les problèmes aussi complexes et contradictoires qu'ils le sont réellement, on doit cependant reconnaître que la thérapie suggestive a ses limites, qui doivent être respectées. D'une part, celui qui est traité de cette manière en sait trop peu sur l'enfant, sur la structure de sa personne, mais surtout sur la situation traumatique dans laquelle il grandit. Il ne serait pas bon pour le succès que le médecin pose trop de questions. Il se présente en prétendant pouvoir faire son travail, comprendre les troubles, sans avoir à poser beaucoup de questions ; poser des questions approfondies et patientes est en contradiction avec l'attitude de celui qui traite avec de tels moyens, cela pourrait même susciter la méfiance envers un tel médecin.

Cependant, celui qui agit en tant que puissant, sans poser de questions et en exigeant la confiance des autres, risque de manquer beaucoup de choses ! Il peut passer à côté de ce qui est préjudiciable en arrière-plan. Un exemple : un enfant fait pipi à l'école ou vomit régulièrement avant d'aller à l'école car il est complètement dépassé par un enseignant maladroit ou en raison d'un retard mental général ou spécifique. Il est possible que les plaintes disparaissent pendant un certain temps grâce à un traitement suggestif. Mais le problème n'est pas résolu ! Il est probable que les mêmes symptômes ou d'autres symptômes réapparaîtront, encore plus oppressants qu'auparavant : on peut également améliorer les maux de tête causés par une tumeur cérébrale avec une méthodologie à effet suggestif pendant un certain temps - mais ils reviendront sûrement, avec d'autres manifestations ; cependant, on aura perdu un temps précieux pour un traitement étiologique réel !

Cela montre également à quel point il est dangereux de dissimuler les choses et de négliger ce qui est nécessaire. Les écoles de psychologie profonde ont donc accusé la thérapie suggestive d'être « couverte », de ne faire que masquer les symptômes et leurs causes, de ne rien apporter à une véritable compréhension - et cette accusation n'est en réalité pas tout à fait injustifiée. Dans les situations de conflit difficiles, il faut un processus « dévoilant » qui cherche à comprendre les liens de causalité. Et ce qui semble d'abord être un avantage pour le médecin débordé par les rendez-vous : la facilité relative de la thérapie suggestive (c'est précisément ce qu'elle recommande également à l'enfant et à la mère), est un inconvénient majeur dans un cas compliqué. Il faut du temps, il faut poser des questions dans de nombreuses directions pour vraiment comprendre un enfant et sa situation. Et une deuxième objection importante à ce traitement : qu'est-ce qui se passe réellement ? On traite avec des médicaments et des procédures qui n'ont pas « d'effet en soi », mais qui dépendent du « changement thymique » (ce qui peut être suffisamment efficace). Mais une telle méthode n'est-elle pas une tromperie ? Ne frôle-t-elle pas le charlatanisme ? Le médecin critique doit avoir les mêmes doutes, même lorsqu'il croit traiter de manière « rationnelle », en agissant sur la chimie du corps ; il ne sait jamais combien des résultats sont réellement dus à l'effet placebo. Ainsi, ce que le grand douteur et questionneur Faust dit résigné lors de sa promenade de Pâques reste valable : « Ô bonheur à celui qui peut encore espérer » (lui-même n'espère plus !), « émerger de cette mer d'erreurs ! Ce qu'on ne sait pas, on en a besoin, et ce qu'on sait, on ne peut pas l'utiliser ».

Mais il est certain que traiter avec des méthodes suggestives est une situation limite avec des dangers considérables, où l'on risque de dériver vers des affaires précipitées, vers la tromperie des autres et de soi-même, vers l'ignorance des problèmes réels (ce qui peut être mortel en cas de maladie organique, mais pas moins fatal en cas de trouble psychogène).

Surévaluation du problème

Cependant, le médecin doit apprendre et posséder la capacité de se mouvoir dans des situations limites. Il doit prendre des décisions et intervenir dans le destin des autres, précisément lorsque le danger est élevé. Et il doit faire face au doute constant, et même utiliser ce doute pour affiner son jugement. - Certes, il est plus noble de guider un enfant vers lui-même par l'art de la « sage-femme » de la conversation, en faisant appel à sa liberté. Mais cela n'est pas toujours possible, cela dépend aussi de l'âge de l'enfant et de sa capacité de critique. Dans ce cas, le recours à la thérapie suggestive est justifié. Cependant, cela implique de prendre des décisions à la place de l'enfant et de la mère, de prendre l'enfant en charge (ce qui signifie « manipuler »).

Il n'est pas facile pour le médecin de garder les mains propres dans ce processus. Il doit lutter contre la tentation d'un profit facile, doit respecter précisément les limites dans lesquelles il peut « disposer » de l'autre, y compris d'un enfant ; et enfin, aussi difficile que cela puisse être au cours d'un tel traitement, il doit chercher à comprendre l'enfant dans sa structure et ses conditions (et en réalité, la réaction de l'enfant aux différents stades de la thérapie fournit des informations importantes sur sa nature). C'est une bonne approche de s'efforcer, après une thérapie suggestive réussie, lorsqu'un symptôme tourmentant a disparu et que la confiance est établie, de s'occuper de manière humaine de l'enfant et de sa famille « au-delà du symptôme ».

Une autre difficulté est à décrire. Sans aucun doute, le médecin qui obtient les meilleurs résultats est celui qui ne se présente pas seulement de manière convaincante à l'extérieur, mais qui est lui-même convaincu de l'efficacité de son traitement.

Hamburger a inventé le terme « automatisme thymique » : les processus de guérison se déroulent presque automatiquement, sans intervention de sa part, si seulement le médecin est correctement réglé dans la « zone profonde » (dans le thymos) de sa personnalité.

Cependant, cela pose de véritables problèmes pour le médecin critique : il sait qu'il effectue finalement un traitement fictif, mais il doit le représenter de manière convaincante aux autres.

Pour cela, le médecin doit être maître de lui-même pour pouvoir susciter la confiance chez l'enfant et la mère. Certes, c'est un objectif élevé pour lui de représenter la vérité. Cependant, la question de savoir ce qui est acceptable pour l'autre, ce qui doit lui être caché ici et dans de nombreux autres problèmes, est un vaste champ de décisions que le médecin doit prendre du centre de sa personne, de son éthique professionnelle qui est le résultat de sa liberté et de son engagement. La méthodologie de la thérapie suggestive fait partie de ce cercle de décisions en tant que méthode psychothérapeutique importante avec laquelle le médecin peut agir conformément à la prétention d'aider.

IV/ LE SYNDROME PSYCHIQUE D'ORIGINE CEREBRALE (1982)

Manfred Bleuler, fils éminent d'un grand père (Eugen Bleuler, psychiatre zurichois, créateur de termes géniaux tels que « schizophrénie » et « autisme »), a décrit dans les années cinquante le « syndrome psychique d'origine cérébrale ». L'accent est mis sur la première partie du mot « psycho »-syndrome : il ne s'agit pas tant des conséquences neurologiques, telles que les troubles moteurs (différentes formes de « paralysie cérébrale »), mais plutôt des conséquences psychiques immédiates après une maladie cérébrale, ainsi que des séquelles durables.

Étiologie

Il est nécessaire de mentionner certaines choses concernant l'étiologie afin de poser un diagnostic. Les possibilités de dommages sont nombreuses, allant du début de la grossesse jusqu'à toute la vie. Pour les dommages prénataux, pendant la période embryonnaire et fœtale, il existe différentes informations anamnestiques : des saignements indiquant un avortement imminent, une hyperémèse de la mère, mais surtout des infections : même une « grippe » anodine, presque oubliée par la mère, peut gravement endommager l'enfant en raison de la virémie transmise au fœtus ou à l'embryon. La « rubéolopathie », causée par une infection de la rubéole chez la mère au cours du premier trimestre de la grossesse, a révélé un nouveau champ de connaissances médicales avec de graves malformations du système nerveux central et des organes développés à partir de celui-ci, tels que les yeux et les oreilles. Un indice important est la « dystrophie prénatale » (sous-développement malgré une période de gestation normale ou même prolongée : « bébé trop petit pour la date »). Ensuite, il existe de nombreuses possibilités de dommages traumatiques à la naissance (non seulement de graves lésions cérébrales et des hémorragies massives, mais surtout les différentes formes d'asphyxie périnatale) ; les informations sur le comportement du nourrisson au cours des premiers jours de vie sont importantes : déviations par rapport à la norme en termes de motricité et d'activité, agitation ou apathie, troubles du sommeil, difficultés d'alimentation, différentes formes de crises. De plus, les malformations congénitales du système nerveux central et de son système vasculaire, qu'elles soient isolées sous la forme de malformations des pores, de déformations corticales ou dans le cadre de troubles plus généralisés avec des malformations oculaires, auditives, faciales, cardiaques et rénales, jouent un rôle numériquement important sous le nom de « syndromes de retardation malformatives ». Après la naissance, différents types de troubles traumatiques et inflammatoires surviennent également (méningites et encéphalites, la forte augmentation des encéphalites d'origine virale étant un phénomène effrayant observé dans tous les pays développés).

Les états consécutifs ne sont en aucun cas déterminés par le type de cause : des états déterminés par l'inflammation ou les lésions peuvent provoquer exactement les mêmes images. Il est également difficile de reconnaître des images spécifiques en fonction de la localisation des lésions dans le cerveau, d'autant plus qu'il s'agit généralement de lésions multiples. Cependant, l'étendue des lésions, le degré de destruction des cellules ganglionnaires et des neurones sont bien entendu déterminants pour la nature et le degré des états psychiques consécutifs. Comme le souligne justement M. Bleuler dans son travail fondamental : « On peut parler d'un cadre symptomatologique commun à tous les syndromes psychiques locaux du cerveau ».

Symptomatologie physique

Signes végétatifs, trophiques et endocriniens

Avant de discuter des états psychiques consécutifs, quelques indications sur la symptomatologie doivent être données. Les manifestations du système nerveux végétatif sont fréquentes en tant que conséquences des lésions cérébrales, la plus courante étant une hypersalivation de degrés variables (écoulement de salive de la bouche, allant jusqu'à une « parole humide », souvent associée à des troubles articulatoires, soit partiels, soit totaux) ; l'impression de ces enfants est souvent également déterminée par des particularités du regard : en raison d'une hypersécrétion des glandes lacrymales, les yeux acquièrent un éclat accru ; cela, associé à une certaine limitation de la mobilité des globes oculaires, donne l'impression de caractère poupée de verre - nous appelons ce symptôme, reconnaissable pour les personnes expérimentées, le « regard encéphalitique ». Cependant, il existe aussi l'opposé : un regard particulièrement terne et sans éclat chez les personnes ayant des troubles cérébraux ; et les deux extrêmes peuvent également alterner chez un enfant.

Les troubles trophiques du corps, qui sont visiblement

également régulés par des impulsions cérébrales, sont également intéressants. Chez les personnes atteintes de troubles cérébraux, on trouve souvent une flexibilité particulière des articulations des doigts, ou au contraire, un épaississement des dernières phalanges des doigts, ou enfin, l'opposé : un rétrécissement des extrémités des phalanges. Les anomalies dentaires sont fréquentes, mais seulement en cas de troubles cérébraux acquis très précocement : les dents sont épaisses, ont un émail épais et opaque ; elles sont également souvent très dystopiques, avec des déformations grotesques de l'alignement dentaire ; ensuite, il y a une destruction précoce des dents, de sorte que seules des ruines de dents sont visibles (si cela concerne les dents de lait, ces dents doivent déjà avoir été affectées pendant leur formation, donc longtemps avant la naissance, ce qui indique une lésion cérébrale très précoce). Une hypertrophie des gencives est également fréquente (ceci n'est pas seulement observé lors d'une médication anti-épileptique de longue durée, mais, selon notre opinion, également en tant que trouble trophique, finalement cérébral).

Sachant que la plus haute régulation des circuits endocriniens se trouve dans les régions sous-corticales, principalement dans le cerveau intermédiaire, et sachant également que les encéphalites se produisent particulièrement souvent dans ces régions, on comprend également que les troubles endocriniens sont souvent causés par des lésions cérébrales. Après des inflammations ainsi que des traumatismes cérébraux, on observe des symptômes tant du côté de la thyroïde (principalement l'hypothyroïdie) que de l'hypophyse (diabète insipide, défaut de l'hormone de croissance, d'où un arrêt de la croissance ; éventuellement certaines formes de diabète sucré). Cependant, il ne faut pas conclure de fait que ces troubles, étant donné qu'ils sont causés par des lésions cérébrales, ne seraient pas accessibles à une hormonothérapie !

Autres méthodes

Nous répétons que dans cette section, nous nous concentrons sur le côté psychologique des troubles cérébraux et des comportements anormaux. Cependant, une brève mention a été faite des symptômes physiques afin de fournir des indications pour le diagnostic et confirmer la cause organique cérébrale des comportements anormaux. Dans de tels cas, il est bien sûr nécessaire d'explorer toutes les autres voies de connaissance : l'électroencéphalogramme (EEG) (bien qu'il convienne de noter que cette méthode d'examen ne fournit généralement pas beaucoup d'informations, sauf en cas de comorbidité avec une affection épileptique) ; même la méthode d'imagerie la plus avancée, la tomodensitométrie (TDM), ne fournit généralement pas d'indications importantes, en particulier sur la localisation. Les modifications anatomiques sont généralement limitées et donc invisibles. Il est encourageant de constater que la méthodologie précédemment utilisée, la pneumencéphalographie, est aujourd'hui beaucoup moins courante, car elle causait des désagréments considérables aux enfants. En revanche, il semble que l'observation des caractéristiques physiques ainsi que du système végétatif et des mouvements moteurs fournisse le plus d'informations. Nous devons donc aiguiser notre regard.

Désintégration, particularités psychiques des enfants atteints de troubles organiques cérébraux

Si nous recherchons le « cadre symptomatique commun », comme l'a appelé M. Bleuler, nous pensons le trouver dans le fait qu'un syndrome psychoorganique entraîne une désintégration des fonctions cérébrales. Il ne s'agit donc pas d'une défaillance des fonctions cérébrales individuelles (par exemple, les capacités intellectuelles peuvent être normales, voire supérieures, dans leur ensemble ou dans des sous-fonctions spécifiques). Cependant, ce qui est perturbé, c'est la merveilleuse interaction qui fait l'unité de la personne humaine, capable de reconnaître la réalité de manière critique et d'intervenir de manière responsable dans la situation. Cependant, il peut être assez difficile dans certains cas de reconnaître ce trouble de l'ensemble psychique (précisément parce que nous savons, depuis Aristote, que le tout est plus que la somme des parties, que ce tout est indivisible, « individuel » et finalement incomparable aux autres, ce qui signifie que la personne humaine reste inconnue pour les autres et pour son propre examen de soi - « l'homme inconnu »). Comme les troubles généraux dus à un syndrome organique cérébral sont si difficiles à décrire, pour des raisons didactiques, nous aborderons d'abord les troubles spécifiques dans des domaines individuels, des fonctions spécifiques. Ceux-ci sont également plus faciles à reconnaître et à décrire. On a beaucoup parlé récemment de « troubles des performances partielles », en particulier des troubles de la perception des formes, qui peuvent être bien mis en évidence par différents « tests de forme ». Comme ce trouble se produit également dans les « lésions cérébrales minimales », nous le décrirons plus en détail dans le prochain chapitre.

<u>**Troubles de l'activité**</u>

Il existe de nombreux troubles dans le domaine de l'activité. Celle-ci peut être généralement réduite dans le sens de la torpeur, avec ou sans symptômes neurologiques : on observe une léthargie des impulsions avec un ralentissement et une limitation des actions, à des degrés variables allant du parkinsonisme post-encéphalitique prononcé aux légères limitations de l'activité, perceptibles par un observateur attentif à travers la fluidité mimique, les retards temporels, l'appauvrissement quantitatif et qualitatif des actions. Bien plus fréquente après une lésion cérébrale organique, on trouve un trouble de l'activité opposé : l'excitabilité excessive, avec une succession effrénée d'impulsions. Les motivations comportementales ne donnent pas la réponse appropriée aux exigences de la situation : elles s'épuisent rapidement, se terminent brusquement, sans qu'il y ait de lien significatif entre elles. Nous disons que ces enfants sont composés de « fragments », qu'il n'y a pas de fil conducteur qui relie les moments individuels. Les enfants sont hypersensibles aux stimuli entrants, car la fonction « intégrative » qui devrait sélectionner ces stimuli en fonction de la situation actuelle fait défaut. L'activité éréthisque se manifeste à différents niveaux, ce qui dépend naturellement des autres qualités de la personnalité. Les enfants atteints de déficience mentale éréthisque sont tourmentés et pédagogiquement difficilement contrôlables. Leur temps est occupé par des stéréotypes qui peuvent difficilement être qualifiés d' « activités », des mouvements oscillatoires sans fin (jouent-ils avec une légère sensation de vertige ?), parfois même des coups portés à leur propre corps, des chocs de la tête contre le mur (apprécient-ils la sensation de douleur ?) ; mais il existe également des activités plus organisées, souvent encore absurdes, consistant en des actes de méchanceté (avec une certaine perception, ils reconnaissent ce qui est particulièrement dérangeant, particulièrement dangereux dans une situation ; les interrupteurs électriques et les conduites d'eau sont particulièrement appréciés). Ce qu'ils font est si grave que la mère y voit précisément la preuve de l'intelligence de l'enfant - car il « sait » à quel point ses méfaits sont graves ! Cela conduit à des activités de plus en plus organisées en apparence intelligentes et efficaces, mais qui, lorsqu'on examine de près les circonstances et les motivations, montrent que ces actions ne sont pas la bonne « réponse » au « défi », mettant ainsi en danger l'enfant lui-même et son environnement social, simplement parce que l'intégration correcte de la personne est perturbée.

Kurzschlüssigkeit (court-circuit, moment de folie)

L'activité des personnes atteintes de troubles organiques cérébraux a en fin de compte quelque chose de « kurzschlüssig » - une expression appropriée, selon nous. Normalement, chaque impulsion d'action est confrontée aux expériences passées, tout en tenant compte des considérations sur ce que pourrait devenir une action à l'avenir, quelles en seront les conséquences (l'homme, la seule créature qui « a » du temps, intègre le passé et le futur dans l'instant de la décision !). Dans la prise de décision, des évaluations supérieures sont également prises en compte, des mouvements de conscience (ou du « surmoi » selon la terminologie de la psychologie profonde), il est évalué si une action à exécuter est autorisée ou interdite selon les lois divines ou humaines.

Après un si long « processus d'instances », soit la décision est prise que l'action est adaptée, la bonne « réponse » au « défi » de la situation (challenge et response, ainsi A. Toynbee a décrit l'action de l'homme dans l'histoire dans son œuvre grandiose « A Study of History »), soit l'action est inhibée, réprimée.

Cependant, chez les personnes organiquement atteintes du cerveau, même si leur intelligence est parfaitement intacte, elles agissent souvent de manière « kurzschlüssig » : ces intégrations supérieures qui rendent une action adaptée et responsable échouent ; l'impulsion se transforme immédiatement en action. Tout comme lors d'un court-circuit électrique, des fils nus se touchent « directement », le courant prend ce chemin de manière destructrice, l'activité kurzschlüssig a le même effet perturbateur et destructeur - en tant qu'agression dangereuse dans l'affect qui s'enflamme rapidement, en tant qu'acte criminel où les conséquences ne sont pas envisagées au « moment décisif » (bien sûr, par la suite, une compréhension et un remords sont tout à fait possibles si l'intelligence n'est pas perturbée).

De tels processus peuvent soulever des problèmes difficiles en psychiatrie judiciaire : que signifie la « responsabilité pénale » pour certaines personnes et certains actes ? Une analyse précise de la personnalité et de l'acte est absolument nécessaire.

Affection

Après avoir décrit l'activité anormale et « kurzschlüssig » des enfants atteints de troubles cérébraux, il convient maintenant de parler de la « désintégration » dans le domaine affectif et émotionnel. Une fois de plus, il convient de noter que normalement, les relations émotionnelles entre l'enfant et les autres personnes sont « confrontées avec le temps » : il faut du temps pour que la distance initiale et la timidité se transforment en confiance, à condition que l'autre personne ait mérité cette confiance, ce qui implique des processus cognitifs et décisionnels complexes chez les deux partenaires.

Il est agréable de voir comment le regard et les expressions du visage de l'enfant changent lorsqu'il se rapproche de l'autre personne.

Mais dans un autre sens plus élevé, les relations affectives sont « engagées dans le temps » : on doit les soutenir, leur être fidèle, on se sait lié à elles. Ainsi, l'enfant n'accomplit rien de mal, ne prend pas d'engagements difficiles pour ne pas attrister les parents aimés, pour ne pas décevoir l'enseignant admiré.

Tout cela est différent chez de nombreux cérébraux perturbés. À première vue, les enfants ne semblent pas avoir de troubles émotionnels : ils s'adaptent bien à une situation du point de vue émotionnel, se comportent de manière tout à fait synchrone, réagissent immédiatement à la joie et à la douleur, semblent avoir un contact facile avec d'autres personnes. Mais ces émotions si facilement excitables n'ont ni durée ni profondeur, elles sont trop facilement emportées par de nouvelles expériences.

Cela peut avoir des conséquences très différentes dans des cas individuels : parfois, cela se manifeste par un manque de distance, une proximité excessive avec les autres, voire une intrusion, ce dépassement des limites personnelles peut être très dangereux pour un enfant, de tels types deviennent souvent des victimes d'agressions sexuelles, on pourrait même dire qu'ils attirent de telles expériences de manière magnétique ; et d'autres enfants atteints de troubles cérébraux, mais avec certaines prédispositions constitutionnelles et héréditaires, se replient sur eux-mêmes, réagissent de manière « autistique » (voir ce chapitre !).

L'influence des conditions constitutionnelles est évidente dans de nombreux cas de troubles de la personnalité organique du cerveau. On peut dire que le trouble cérébral exagère, grossit les caractéristiques préexistantes : les enfants qui se comportent de manière autistique manquent de l'aspect original et distinctif des « psychopathes autistiques » que nous avons décrits, et d'autre part, les enfants des familles primitives sont encore plus « primitivisés ».

Cela devient parfaitement compréhensible lorsque l'on considère ce qui se produit dans le cerveau malade : des cellules et des connexions cellulaires sont détruites, l'interconnexion des fonctions est défectueuse - et lorsque R. Lempp parle de « troubles de connexion », il veut dire la même chose. Encore une fois, ce sont précisément ces cas tragiques qui nous font réaliser la merveille de l'intégration normale de la personnalité, qui permet à l'homme d'agir librement et de manière responsable.

Troubles relationnels

Des problèmes difficiles surviennent chez ces enfants car l'environnement éducatif se comporte souvent de manière incorrecte, ce qui ne fait qu'aggraver le comportement anormal des enfants. Il existe des liens légitimes entre le trouble de l'enfant et le comportement inadéquat de la mère, de l'éducateur. Les relations interpersonnelles ne sont pas seulement des influences dans une direction, c'est-à-dire de la mère à l'enfant. Dès le plus jeune âge - et c'est particulièrement évident pendant cette période précoce - l'enfant stimule également le comportement approprié de la mère par ses expressions, sa motricité, ses mimiques, son regard, déclenchant ce qui est inhérent à l'instinct maternel hérité.

On parle en « recherche comparative sur le comportement » de « stimuli clés » émanant de l'enfant qui correspondent précisément à la « serrure » chez la mère.

L'enfant atteint de troubles cérébraux n'est pas en mesure d'émettre les bons stimuli clés, ce qui est évident d'après la description des anomalies, notamment dans le domaine moteur, mais aussi dans l'activité et l'émotivité de l'enfant. Il n'est donc pas surprenant que la mère ne réponde pas correctement au comportement de l'enfant. Elle ne peut même pas se fier à son instinct maternel !

L'enfant atteint de troubles cérébraux, maladroit et anormal dans son activité, dans son inadaptation aux aspects pratiques de la vie, ne cherche pas l'indépendance dans une « pulsion fonctionnelle » saine (Ch. Bühler) comme le ferait un enfant en bonne santé (celui qui bientôt ne demande plus d'aide pour les tâches quotidiennes, celui qui ne peut même pas être « gâté » !). Cependant, ces enfants se retrouvent - ou plutôt ils poussent la mère - dans une situation de « surprotection » ; la mère, submergée par la compassion envers son pauvre petit, cherche à lui enlever chaque caillou de son chemin, empêchant ainsi l'enfant de développer les forces et les capacités auxquelles il serait pourtant capable d'accéder.

Même dans son attitude émotionnelle envers l'enfant, la mère n'est souvent pas sûre, précisément parce que l'enfant ne « joue » pas correctement. Les sentiments de culpabilité (« comment ai-je pu causer l'état de l'enfant ? »), le rejet, voire la haine envers l'enfant qui ne contribue pas du tout à la « satisfaction » de la mère vis-à-vis d'elle-même et du monde, tout cela se mélange de manière non résolue, ce qui peut parfois conduire à une surprotection excessive, mais aussi à des agressions et des maltraitances envers l'enfant perturbé. Cependant, il convient de souligner que de telles attitudes erronées de la part de la mère sont des exceptions. En règle générale, la mère reste liée à son enfant perturbé par un amour héroïque et une sollicitude bien plus longtemps que dans les cas normaux, où l'enfant - rapidement et douloureusement pour la mère - s'éloigne d'elle pour suivre son propre chemin. Cependant, l'enfant handicapé, de quelque manière que ce soit, reste avec la mère à long terme. Et même s'il peut parfois y avoir des anomalies dans les relations excessivement « symbiotiques », dans la majorité des cas, grâce aux efforts des parents, en particulier de la mère, la personne handicapée a la possibilité de survivre et de mener une vie humaine bien au-delà de ce que l'État ou les institutions publiques pourraient fournir, souvent marquées par une atmosphère froide. Certes, cela ouvre un vaste champ pour le conseil et l'orientation des parents par les médecins, les psychologues et les travailleurs sociaux.

Neuroticisation secondaire

En raison des influences éducatives nuisibles décrites précédemment, ainsi que du manque de facteurs favorables, se produit ce que l'on appelle la « neuroticisation secondaire ». Certes, cela n'irait pas si loin si les lésions cérébrales organiques n'étaient pas présentes (car un enfant normalement doté a une formidable capacité à « surmonter » les influences extérieures défavorables), mais l'influence préjudiciable de l'éducation insuffisante est également indéniable. Dans ce sens, de tels processus servent de modèle pour les « névroses » en général : ils ne se produiraient pas sans prédispositions innées ou acquises intégrées à la constitution ; cependant, les influences formatrices jouent un rôle essentiel dans leur développement, et de tels états sont certainement sujets à une intervention thérapeutique.

Aussi peu que les troubles puissent être éliminés par un traitement médicamenteux ou médical, il faut faire de grands efforts pour prévenir ou réduire la neuroticisation secondaire, notamment par une orientation intensive de la mère. Justement, parce que son instinct maternel ne l'aide pas dans de tels cas (la clé ne s'adapte pas à la serrure !), elle doit apprendre à comprendre intellectuellement les comportements anormaux de l'enfant et à y répondre correctement. Le médecin est prédestiné à cela, car il connaît mieux la légalité biologique des troubles - espérons qu'il puisse également le faire comprendre à la mère ! Cependant, il cherchera absolument à collaborer avec une équipe où chacun, avec ses connaissances et ses compétences, fait sa part.

Thérapie

Bien sûr, la question se pose de savoir si certains des comportements perturbateurs, voire douloureux, des enfants atteints de troubles cérébraux ne pourraient pas être améliorés par des médicaments. Bien sûr, les psychotropes modernes ont leur place ici, surtout dans les cas d'agitation extrême. Cependant, il faut prendre en compte les « effets généraux » de ces médicaments : ils ne calment pas seulement l'agitation motrice, mais parfois entraînent eux-mêmes une symptomatologie neurologique. Surtout, ils peuvent conduire à une inhibition générale : les enfants semblent émoussés, désintéressés ; les troubles de concentration déjà souvent présents sont renforcés, les performances d'apprentissage diminuent. Il devrait être clair - même s'il est parfois géré de cette manière - qu'il est peu judicieux de donner à la fois des médicaments calmants et des médicaments stimulants, favorisant les impulsions. Qui pourrait encore évaluer l'influence opposée de substances chimiques contradictoires ?

Des difficultés surviennent souvent lorsque les enfants atteints de troubles réagissent de manière paradoxale à un médicament, par exemple en devenant encore plus agités avec un agent sédatif. Tout cela indique que le médecin doit exercer une grande prudence dans le traitement médicamenteux.

Traitement pédagogique

On peut attendre beaucoup plus d'une thérapie du mouvement, d'une physiothérapie, notamment dans les cas où le trouble des processus moteurs est évident (nous ne parlons pas ici de troubles moteurs cérébraux manifestes tels que la spasticité, l'athétose et autres ; mais il faut être attentif aux symptômes de moindre gravité). Pour ces troubles « minimes » de la motricité (voir aussi le prochain chapitre !), on n'utilisera probablement pas les méthodes classiques telles que la méthode Bobath ou la méthode Voita. Cependant, nous avons constaté les bienfaits d'une gymnastique bien dirigée, surtout chez les enfants éréthisiques qui se tourmentent eux-mêmes et leur environnement avec leurs perturbations motrices sans but. Si l'on parvient à intégrer ces enfants dans un groupe discipliné et joyeux, l'enseignant est capable de stimuler leur plaisir de bouger, leur engagement et leur courage, ce qui représente un gain considérable pour eux. Cela demande beaucoup à l'enseignant, non seulement en termes de maîtrise technique de ses moyens (en aidant précisément là où l'enfant en a besoin pour avoir des expériences de réussite), mais surtout en termes de capacité à individualiser, de compassion humaine qui captive et enthousiasme l'enfant. C'est là que réside la « pédagogie curative » dans son sens le plus noble ! D'autres méthodes peuvent également être utilisées pour transformer les comportements inadaptés de l'enfant atteint de troubles cérébraux en activités significatives émanant de son propre centre - l'enseignement musical (où la musique rythmiquement marquée s'avère particulièrement thérapeutiquement efficace) - l' »œuvre scolaire » de Carl Orff a accompli une véritable pionnière, non seulement pour le plaisir des enfants normaux, mais aussi pour le traitement des enfants atteints de troubles. Dans l'équipe de thérapie, l'ergothérapeute a également sa place : en proposant à l'enfant du matériel attrayant, en l'impliquant dans des jeux intéressants, elle l'aide à vivre des expériences de réussite, stimule sa créativité et élève son comportement à un niveau supérieur. La guidance éducative est d'une grande importance, en particulier pour les personnes intellectuellement intactes (et donc plus prometteuses), mais elle est encore plus difficile que chez les personnes souffrant de troubles de concentration nerveux.

Formes d'organisation

Toutes ces tâches nécessitent une bonne organisation de l'aide pédagogique. Il faut des établissements cliniques (cliniques de psychiatrie infantile ou cliniques pédagogiques ou services rattachés à une clinique pour enfants, pour le traitement ambulatoire ou stationnaire des enfants atteints de troubles, ces services devant servir de modèle pour tester des thérapies et former des thérapeutes), une bonne organisation des instances éducatives, y compris des jardins d'enfants spécialisés et des écoles spéciales (y compris des classes pour les « perturbateurs de comportement », où la majorité des enfants atteints de troubles organiques cérébraux devraient être orientés), et surtout, ce qui fait encore cruellement défaut partout aujourd'hui, des établissements et des ateliers de formation complémentaires.

Développement ultérieur

Il faut parler ici d'une problématique douloureuse, souvent tragique : tant que ces enfants sont encadrés en maternelle et à l'école, tout se passe bien pour eux. Ils rencontrent des difficultés disciplinaires, mais l'enseignant en école spécialisée est habitué à cela et parvient à les maîtriser. Les enfants acquièrent des connaissances scolaires dans une mesure tout à fait normale, voire presque normale. On espère donc de bonnes perspectives pour leur avenir social - et on est ensuite lourdement déçu ! Maintenant, ils doivent aussi réussir dans le monde du travail - avec une compréhension des circonstances spécifiques, de la persévérance, des relations humaines normales avec les collègues et les supérieurs, avec la responsabilité de ce qu'ils sont autorisés à faire et de ce qu'ils ne le sont pas. Nous avons décrit ci-dessus comment chez les personnes atteintes de troubles cérébraux, il existe souvent un défaut dans la direction de leur propre activité, à partir du centre de leur personne, sous la forme d'une « cortocircuiterie », d'un manque d'inhibition, qui conduit souvent à des agressions dangereuses ou à des actes criminels (le prochain chapitre abordera « la criminalité des personnes aux instincts perturbés », tout à fait dans le sens de la problématique également présente ici).

Prise en charge permanente

Ces difficultés qui plongent les proches dans le désespoir nécessitent absolument une prise en charge et une direction plus poussées des personnes désormais en adolescence. Selon le type et la gravité du trouble, ces jeunes auront besoin de différents types de soutien : par exemple, une introduction professionnelle d'abord dans des ateliers protégés, avec la perspective de les intégrer un jour dans une situation de travail libre (par exemple, l'organisation « Jugend am Werk » ou « Lebenshilfe »). Parfois, une telle perspective n'est pas donnée et une prise en charge permanente est nécessaire.

Aujourd'hui, il existe déjà de tels lieux de travail également dans les zones rurales. Pour cela, il est nécessaire de conclure des contrats avec les industries locales. Malgré la mécanisation croissante, il existe encore des processus de travail qui ne peuvent être effectués que manuellement, ce qui est relativement bien rémunéré et garantit au moins partiellement le maintien de l'institution. Cependant, il faut surtout des personnes créatives qui trouvent des techniques appropriées et les enseignent aux personnes à employer ici ; celles-ci éprouvent des expériences de réussite, sont fières du salaire qu'elles ont mérité, sont intégrées socialement. Si une telle intégration n'est pas possible parce qu'elles-mêmes sont trop en danger ou représentent un danger pour leur environnement, un placement en institution à long terme doit être ordonné.

Digression sur la liberté

La pédagogie curative, l'engagement envers les enfants perturbés et réagissant de manière anormale, est un chemin royal vers la connaissance de l'homme - vers ce qui est assigné à chaque être humain qui aspire à la connaissance, mais surtout à toutes les professions qui traitent de la direction des êtres humains. À partir de la pathologie, on apprend à comprendre - et à admirer - le « normal » (bien que cela reste finalement un mystère). C'est précisément lorsque l'éducateur, le conseiller des parents tourmentés par les terribles conséquences de l'activité à court-circuit, non inhibée des personnes atteintes de troubles, commence à comprendre, on commence à comprendre combien l'activité de l'individu sain est magnifiquement organisée, comment il répond aux exigences de la situation par son action, comment il est intégré dans la communauté humaine, intégré aussi dans les liens et les valeurs supérieures, capable de décisions libres et responsables. Justement parce que le comportement des personnes perturbées est si fondamentalement différent de celui des personnes saines, cette expérience de contraste (« ex contrario ») constitue une preuve importante de la liberté et de la responsabilité de l'homme mature, capable de connaître et d'agir.   Les concepts de culpabilité, de repentir, de conversion et d'échec tragique prennent également un sens nouveau et profond à la lumière de telles expériences, tout comme les efforts pédagogiques visant à conduire ceux que l'on cherche à amener à leur liberté, ainsi que ceux chez qui cela échoue, mais que l'on veut protéger au mieux des dommages. Nous croyons que de telles expériences concrètes mènent plus loin que les déductions philosophiques.

V/ DIAGNOSTIC DU TROUBLE DE LA PERSONNALITE DE L'ENFANT (1982)

Il existe plusieurs moyens de détecter les troubles de la personnalité chez l'enfant : une approche précise et systématique comprenant notamment l'examen neurologique de la motricité, l'électro-encéphalogramme, la pneumo-encéphalographie, les tests psychologiques et l'évaluation des fonctions sensorielles. Ces méthodes seront souvent mentionnées ci-dessous et ont également conduit à des avancées significatives dans le domaine thérapeutique.

<u>Approche diagnostique des manifestations expressives</u>

Il convient toutefois de mentionner une autre voie de connaissance qui s'est avérée tout aussi fructueuse : il s'agit d'une approche globale qui ne repose pas sur des signes individuels mesurables avec précision, mais qui intègre également une dimension intuitive. Il est important de noter qu'il est dans la nature des organismes vivants de s'exprimer à travers des manifestations externes, de devenir sensibles, claires et incontestables, pour autant que l'on dispose d'organes permettant de les comprendre. Ludwig Klages a posé les fondements de la « science de l'expression » (c'est le titre de son ouvrage de référence). Ainsi, tout mouvement moteur est porteur d'expression, que ce soit la démarche (déterminée jusqu'aux moindres détails sur le plan génétique, comme le montrent les études sur les jumeaux et les familles), la posture (un mot qui revêt une ambiguïté riche en relations), ou même l'écriture manuscrite (une trace durable

d'une action motrice, également étudiée scientifiquement par Klages).
Cependant, il existe un domaine de la motricité qui sert presque
exclusivement à manifester l'expression : la mimique du visage, qui s'est
tournée vers l'avant au cours de l'évolution (plutôt que vers le bas) et
est généralement devenue glabre (« visage », du grec « prosopon »,
tourné vers l'autre, lui donnant une signification). Elle exprime de
manière extrêmement différenciée toutes les émotions (à tel point que
Franz Werfel peut dire : « Le sourire n'est pas une ride, le sourire est
l'être de la lumière » ; on pense aussi à l'importance que le sourire, le
fait de sourire, revêt pour le jeune enfant). Les manifestations
végétatives visibles à l'extérieur, au niveau des vaisseaux sanguins
(notamment sur le visage, qui est un vecteur d'expression essentiel),
ainsi qu'au niveau des glandes, sont particulièrement riches en qualités
expressives. Toutes les émotions intenses sont visibles à travers des
manifestations au niveau des vaisseaux sanguins : la frayeur pâle («
horreur pallide » ; le fait que le dessèchement simultané de la bouche et
de la gorge ne soit pas directement visible peut être identifié par les
efforts de déglutition visant à rétablir la sécrétion salivaire), la colère «
chaude » et « rouge » avec la congestion du visage prenant une teinte
livide, les grimaces déformées (le regard aussi a quelque chose de figé),
les yeux qui « sortent des orbites » (effet du muscle protecteur de l'œil
innervé de manière végétative), les paupières grand ouvertes,
l'augmentation de la sécrétion salivaire (bave). Les manifestations
affectives s'accompagnent de sensations fortes au niveau des organes
internes, notamment du système cardiovasculaire, mais aussi du tractus
gastro-intestinal. Les enfants sensibles vivent souvent ces symptômes
de manière très angoissante, et ces manifestations peuvent parfois être

visibles (par exemple, lorsqu'un enfant éprouve une peur extrême, les muscles sphinctériens de la vessie et du rectum se relâchent et il se produit « quelque chose d'humain » pour le pauvre petit, ce qui confère à l'ensemble un accent tragique ainsi que grotesquement comique). L'homme ressent particulièrement ces sensations « au niveau du cœur » - cela n'est pas tout à fait vrai : en réalité, il s'agit des puissants plexus ganglionnaires autonomes qui entourent le cœur et qui sont le siège de sentiments collectifs si variés. Les poètes n'ont de cesse de le décrire. Comment pourraient-ils faire autrement pour le traduire dans leur langue, en images ? Ainsi, « cœur et douleur » riment, et les poèmes d'amour immortels du jeune Goethe, où les sentiments du cœur jouent un rôle majeur, existent. Il est intéressant de noter que Homère le décrit différemment ; chez lui, ces sentiments collectifs se manifestent « en phrên », « au diaphragme » - mais cela est également une erreur. Il ne s'agit pas du muscle diaphragme, mais du plexus cœliaque situé en dessous, un centre de régulation autonome important ! Le regard de l'enfant est le support de l'expression la plus riche et la plus différenciée. Il est encore difficile de décrire précisément les "instruments" qui interviennent. On pourrait mentionner : la direction du globe oculaire et le jeu des muscles qui le font bouger, les mouvements de la musculature autour de l'œil, l'humidification de la conjonctive (regard « rayonnant » ou au contraire « trouble »), la dilatation de la pupille. Mais de telles indications sont bien pauvres par rapport à la richesse émotionnelle qui s'exprime dans le regard de l'enfant (et que les poètes savent également décrire). Surtout, le regard exprime la nature et l'étendue des contacts interpersonnels. Il est étonnant de constater que l'œil, organe sensoriel le plus important à travers lequel le monde entre en l'homme (Buvez, ô yeux, ce que les cils retiennent de l'abondance dorée du monde !), est en même temps l'organe d'expression le plus important, un « miroir de l'âme », révélant très clairement ce qui se passe dans les relations interpersonnelles de l'enfant vis-à-vis de l'autre : l'amour, la confiance, ou au contraire l'étrangeté, le rejet, la peur, l'hostilité, la haine (les anomalies du regard de l'enfant seront largement décrites dans le chapitre sur l'autisme infantile).

C'est surtout par le regard que les caractéristiques essentielles des manifestations expressives peuvent être comprises. Lorsque nous émettons constamment des expressions, cela se produit involontairement et inconsciemment (car cela se produit également à travers des circuits nerveux végétatifs, c'est-à-dire autonomes) ; nous ne « faisons » pas cela, mais cela nous arrive, cela se déroule en nous. Ce processus d'expression correspond ensuite à l'impression que ces manifestations suscitent chez l'autre, l'observateur et le participant.

Cette impression se produit d'abord de manière inconsciente, en tant que processus intuitif, global, non composé de parties (lorsqu'on voit une personne en colère, on ne fait pas la somme des signes végétatifs décrits ci-dessus, car il n'y aurait probablement pas le temps de se protéger de son agression), mais elle est saisie en un seul « coup d'œil », « in ictu oculi ». Cependant, celui qui les vit est également capable de prendre conscience de ces processus qui se déroulent en lui, de les enregistrer. Cependant, c'est précisément avec ce processus d'intellectualisation que les possibilités d'erreur commencent également. Ce qui était infaillible en tant qu'impression peut facilement devenir faux lorsque l'on essaie de l'interpréter. C'est là que résident les possibilités d'erreur lorsque l'on cherche à juger les personnes. Souvent, après de longues et amères expériences, on reconnaît que la première impression immédiate était la bonne et que les interprétations intellectuelles ultérieures ont conduit à des erreurs.

Neuropathie

Les manifestations expressives révèlent non seulement les affects qui animent l'enfant à l'instant présent, mais aussi les postures prolongées, y compris les anomalies des réglages du système nerveux végétatif. Une réaction du système autonome est souvent observée, appelée « dystonie végétative » ou « neuropathie » (nous préférons cette dénomination neutre car elle ne donne aucune indication sur l'étiologie, contrairement au terme « névrose » qui définit les manifestations uniquement en fonction de la situation extérieure). L'apparence est reconnaissable, notamment par les réactions excessives des vaisseaux sanguins de la peau. Ainsi, un enfant peut paraître terrifiante-ment pâle, au point que la mère craigne une grave anémie. Cependant, les analyses sanguines montrent des valeurs d'hémoglobine tout à fait normales. Mais les capillaires de la peau du visage sont sous une tension excessive (« anémie nerveuse »). Cependant, dans un moment d'excitation soudaine, le visage peut devenir soudainement rouge comme du sang. Chez ces enfants nerveux, d'autres variations bizarres se produisent au niveau des vaisseaux : parfois, seules les oreilles deviennent rouge vif, voire une seule oreille ! Les glandes sudoripares jouent parfois à des jeux étranges : seule la partie supérieure du nez est couverte de grosses gouttes de sueur. La trophicité (la croissance des organes) est également contrôlée de manière végétative, et on trouve des anomalies chez les enfants atteints de neuropathie : La peau est trop mince et « dépourvue de jus », par exemple, autour des yeux, la peau est si peu « rebondissante » que les veines autour du globe oculaire apparaissent en transparence, entourant les yeux d'un halo sombre. Et une telle apparence est toujours corrélée à des troubles de comportement nerveux. Ainsi, ces enfants ont véritablement « écrit sur leur visage » et « sur leur corps ». Il est surprenant que la nature nerveuse ne se manifeste pas également dans le regard. Il existe - comme dans d'autres aspects - des schémas opposés : parfois un regard particulièrement brillant, indiquant également une excitabilité affective accrue (par une humidification accrue de la conjonctive). Cependant, il peut également y avoir, par moments de relâchement, voire en permanence, un regard terne et sans éclat, où l'on peut voir le vide mental qui détermine leur mode de réaction. Les enfants eux-mêmes et leur environnement sont souvent tourmentés par une agitation motrice, notamment une agitation mimique intense. Cela peut aller jusqu'à des tics faciaux, avec des mouvements ondulants et des secousses sur le visage, les yeux sont particulièrement agités ; mais la motricité de tout le corps est également agitée : ces enfants gigotent et se trémoussent sur leur chaise (parfois la chaise tombe, provoquant un grand bruit à l'école, perturbant l'enseignant et toute la classe). Les mouvements sont si saccadés qu'on pourrait penser à une chorée, un « mouvement choréoïde » (mais le diagnostic différentiel est facile à établir : si l'on interrompt strictement les mouvements en question et qu'on demande un mouvement ciblé, comme lancer une balle, il est effectué de manière complètement coordonnée contrairement à une chorée mineure). Nous n'aurions pas décrit aussi en détail les aspects physiques de l'état neuropathique s'ils ne fournissaient pas de claires indications sur les symptômes psychiques et les troubles de comportement de ces enfants. La « dystonie » du système végétatif doit également se manifester sur le plan psychique, car ces fonctions sont ce qui relie et ressent avec les autres, ce qui permet à l'organisme de « s'accrocher au monde avec des organes fermement en prise » (Faust). Lorsque le système végétatif est déséquilibré et a tendance à des réactions excessives, l'harmonie psychique ainsi que les relations avec l'environnement sont perturbées. Et ainsi, nous retrouvons également de l'agitation, de l'irritabilité, des débordements affectifs exacerbés et incontrôlés, qui font souffrir les enfants et leur entourage. En particulier, les troubles de la capacité de travail sont à déplorer à l'âge scolaire, et c'est à ce stade que la symptomatologie décrite atteint son apogée (elle est mieux maîtrisée par la personnalité en développement par la suite). Les enfants sont incapables de se concentrer - une bonne expression : il faut orienter toute l'attention, la pensée et l'énergie de travail vers un centre, l'objectif de la tâche, en bloquant également toutes les autres stimulations entrantes ; au lieu de cela, les enfants semblent « s'épuiser » (ce qui est clairement visible dans leur regard et leur tonus), ou ils sont distraits par tout ce qui se passe autour d'eux (« attention passive »). Alors qu'ils sont motivés à donner de bonnes performances dans les tests, qui ont un fort « caractère incitatif », ils échouent dans le cadre scolaire et dans les situations de tâches, ce qui représente un dilemme tragique pour eux pendant des années décisives. (Les méthodes pédagogiques de concentration seront abordées dans un autre chapitre du livre). Comme le montre une vaste expérience, les particularités végétatives se révélant directement dans les manifestations expressives sont systématiquement corrélées aux troubles de comportement chez les enfants neuropathiques. Lorsque l'on apprend à « regarder » les manifestations perceptibles, la nature de ces enfants se révèle, et ces connaissances peuvent également avoir des implications thérapeutiques, tant pour les enfants avec des méthodes pédagogiques curatives que pour leur environnement avec une thérapie environnementale. Depuis longtemps, on cherche à distinguer les troubles « fonctionnels » (dans lesquels le fonctionnement est anormal mais sans indication d'une lésion anatomiquement observable) des troubles « organiques », où des modifications du substrat du système nerveux peuvent également être identifiées. Cette distinction est certainement justifiée et a également des conséquences importantes. Cependant, il faut être conscient que dans de nombreux cas, une séparation nette n'est pas possible, car dans le domaine du vivant en général, il n'y a souvent ni ceci ni cela, mais plutôt du « et ceci et cela ». Et il faut admettre qu'il est difficile d'imaginer que les manifestations végétatives anormales que nous avons décrites puissent se produire sans modifications « organiques » du substrat nerveux ; nos méthodes d'investigation actuelles ne sont tout simplement pas assez fines pour les détecter. Ainsi, la dispute entre « organique » et « fonctionnel » est finalement futile, même si l'homme de science cherche toujours des distinctions et des classifications conceptuellement claires.

Essayons maintenant de distinguer les troubles organiques du cerveau de la « neuropathie » (des troubles spécifiques seront traités ultérieurement dans d'autres parties de l'ouvrage). On peut dire que tous les symptômes sont plus massifs et plus visibles, en tant que déficits de la fonction normale ; cependant, ils ne sont pas toujours évidents à première vue, mais se révèlent grâce à des examens spécifiques. Dans chaque cas individuel, il faut passer en revue les fonctions les plus importantes, rechercher les perturbations, comprendre les effets d'un déficit sur l'ensemble de la personne, et diagnostiquer correctement les troubles multiples fréquents. Commençons par aborder les déficiences sensorielles, en particulier dans le domaine de l'organe visuel. Les anomalies majeures de l'œil - le plus souvent causées par une embryopathie affectant la formation de l'organe - sont facilement reconnaissables, mais ne sont pas accessibles à un traitement. Un problème beaucoup plus fréquent et très critique est le strabisme chez l'enfant, souvent négligé et sous-estimé, mais néfaste (pour éviter les images doubles, l'enfant supprime l'image rétinienne d'un œil, ce qui entraîne une amblyopie due au strabisme, où l'enfant ne voit plus qu'avec un seul œil) ; le traitement est long, nécessite l'utilisation d'appareils et l'intervention de nombreuses personnes, et il y a encore trop peu d'endroits dans le pays qui se consacrent à cette tâche. Malheureusement, il n'est toujours pas acquis que lors de l'entrée à l'école, voire à la maternelle, un examen visuel suffisamment précis soit réalisé par le médecin scolaire pour détecter des anomalies de réfraction, en particulier la myopie ; l'enfant qui ne peut pas voir ce qui est écrit au tableau ou ce qui se passe sur les images murales en souffre sans défense et est en retard dans ses performances. Pourtant, le trouble pourrait être complètement compensé par des aides visuelles appropriées ! Les troubles de l'ouïe sont encore plus significatifs pour le destin ultérieur des enfants.

Le diagnostic différentiel : déficit auditif - trouble du langage central (éventuellement combiné à une atteinte sensorielle) - retard mental - trouble des interactions (celui qui n'a pas de relations avec d'autres personnes n'a pas « besoin » de langage pour communiquer) est très difficile et demande beaucoup d'expérience et une bonne compréhension des particularités infantiles. Des examens approfondis doivent être réalisés très tôt, dès les premiers soupçons ; car l'apprentissage du langage devrait commencer au même moment où l'enfant entendant développe le langage - pendant cette phase sensible, les perspectives sont les meilleures. Dans la petite enfance, l' « audiométrie de jeu » est utile (le test doit avoir un fort caractère incitatif pour l'enfant ; l'examinateur a besoin d'une bonne empathie pour pouvoir évaluer correctement les réactions de l'enfant) ; avec certaines limitations, l' « audiométrie informatisée » est également utile, elle évalue les potentiels évoqués dans le cerveau en fonction de l'impression auditive. Les résidus auditifs existants doivent être renforcés par des appareils auditifs. Surtout, une implication intense de la mère, de l'éducatrice en orthophonie pour les tout-petits et pour l'école est nécessaire.

Mais cela est vraiment nécessaire si l'on considère ce que le langage représente dans la vie humaine. Sans lui, l'interaction avec le monde et en particulier avec d'autres personnes reste à un niveau primitif, même la personne sourde normale n'apprend presque jamais la pensée abstraite et conceptuelle. L'outil de l'activité humaine est la motricité. Et elle est très sujette aux troubles en raison de ses longs trajets d'innervation et de ses circuits complexes. On peut citer en particulier la paralysie cérébrale infantile, décrite de manière classique il y a plus de 100 ans par John Little avec ses différentes formes et nommée d'après lui : forme spastique, athétosique, ataxique, atonique. Le progrès thérapeutique décisif des dernières années réside dans la reconnaissance que les résultats du traitement sont bien meilleurs lorsque le traitement commence précocement, c'est-à-dire dès les premiers mois de vie, avant qu'une spasticité plus grave ne se développe. Il est donc essentiel de dépister rapidement les enfants à risque, de préférence dans le cadre d'un « programme pour les enfants à risque », où les prématurés, les enfants ayant des antécédents de grossesse ou de naissance difficiles, sont convoqués pour des examens approfondis et, si nécessaire, bénéficient d'un traitement. Il existe plusieurs systèmes de traitement (Bobath, Vojta), mais il est essentiel que la mère soit formée pour devenir thérapeute et soit régulièrement contrôlée.

Il convient également de souligner que le traitement ne doit pas se limiter aux changements de réflexes et de tonus par des méthodes de physiothérapie, mais doit englober tout l'enfant et autant de ses fonctions que possible. Il faut exercer la sensibilité (elle forme en effet avec la motricité un « cercle fonctionnel » - et l'un favorise l'autre) ; les jeux avec du sable et de l'eau se révèlent bénéfiques ; on entraîne particulièrement la mastication, non seulement pour la fonction alimentaire, mais aussi parce que c'est une condition préalable à la parole ; les jeux avec différents matériaux offrent une stimulation intellectuelle ; et enfin, il est également demandé aux personnes travaillant avec l'enfant atteint de paralysie cérébrale d'avoir une capacité de contact particulière - et aussi du charme. Ce qui vient d'être dit s'applique à toute la pédagogie curative ; mais les enfants souvent réduits dans l'ensemble de leur niveau de personnalité, comme décrits ci-dessus, nécessitent l'utilisation de moyens pédagogiques particulièrement puissants !

Pour le destin des enfants atteints de troubles cérébraux, il est crucial de déterminer dans quelle mesure leurs fonctions intellectuelles sont altérées. Alors que les déficiences sensorielles et motrices peuvent être compensées, voire surcompensées, chez les personnes ayant par ailleurs une personnalité intacte, cela est beaucoup plus difficile en cas de déficience intellectuelle plus prononcée. Un test d'intelligence est donc indispensable pour évaluer ces enfants, que le médecin ait acquis suffisamment d'expérience dans ce domaine ou qu'il recherche une collaboration avec un psychologue.

Bien sûr, la quantité du « quotient intellectuel » est très importante. Si le QI est très bas, on ne peut pas s'attendre à ce qu'un niveau critique de compétences se développe, ce qui est essentiel pour faire face aux exigences de la vie. Cependant, même chez les enfants atteints de troubles cérébraux organiques, il existe de grandes différences qualitatives dans ce domaine.

On voit assez souvent des enfants chez lesquels la pensée abstraite et logique est limitée, mais certaines fonctions pratiques de la vie sont relativement bien développées. Ils sont plutôt doués d'instincts que de réflexion claire et peuvent faire face aux demandes simples. S'ils sont bien encadrés par une école spécialisée, puis par une introduction professionnelle et éventuellement par leur conjoint(e) par la suite, ils peuvent avoir une vie autonome et épanouie. Et puis il y a des types complètement opposés : certaines fonctions intellectuelles sont développées de manière hypertrophique, même bien au-delà de la normale. Un exemple grotesque en est les « automates de mémoire » : ils accumulent une foule d'informations inutiles, comme les jours de fête de toute l'année (nous les appelons « les hommes calendrier »), ou encore des données moins utiles comme les horaires de train, les numéros de téléphone, les numéros de compte bancaire, etc. Ils peuvent alors réciter tout cela comme un automate, d'une voix monotone, dès qu'on touche leur mémoire. Ils ressemblent aux enfants autistes (ce dont nous parlerons dans une section ultérieure), bien que sur un niveau beaucoup plus bas. Ce qu'ils ont mémorisé ne les aide en rien à faire face à leur situation. Ils sont en réalité complètement désemparés dans tous les domaines pratiques et ne peuvent généralement vivre que dans des institutions, où ils deviennent des personnages grotesques. Mais on trouve aussi d'autres traits absurdes chez les enfants atteints de troubles cérébraux : ils collectionnent des objets inutiles qu'ils entassent dans leur chambre, ou inventent des machines absurdes. Pour comprendre de telles choses, il faut bien sûr s'y intéresser et discuter avec eux. Il serait certainement futile de vouloir leur enlever ces particularités, car c'est dans celles-ci qu'ils trouvent leur accomplissement dans la vie !

Après avoir abordé le domaine intellectuel, il faut encore parler de la corporeité des personnes atteintes de troubles cérébraux organiques. Les troubles endocriniens ne sont pas rares - cela n'est pas surprenant, car des lésions hypothalamiques se produisent fréquemment après des encéphalites, une région où se déroule la « commande supérieure » des systèmes endocriniens. En particulier, il existe des symptômes clairement liés à une base cérébrale dans le cas de l'hypophyse, tels que des troubles de croissance, mais aussi le diabète insipide.

Les troubles de la « trophie » du corps, causés par des dysfonctionnements cérébraux (preuve que tous les processus de croissance sont dirigés par le cerveau), sont intéressants. On peut notamment constater, longtemps après des lésions cérébrales survenues tôt, que le crâne facial se développe de manière singulière.

Il y a une hypertrophie du milieu du visage, de la racine du nez vers le bas, affectant le maxillaire supérieur et inférieur ; cette partie est avancée et trapue, parfois les dents s'écartent comme dans une mâchoire de cheval. Le visage ressemble alors de manière frappante au type néandertalien (on peut alors se poser la question suivante : une lésion cérébrale peut-elle conduire à une « primitive-rung », à un « retour en arrière » vers des formations primitives déjà surmontées par l'évolution ?). Des troubles trophiques se retrouvent également chez les personnes atteintes de troubles cérébraux à d'autres endroits : les articulations des doigts sont anormalement étirables, probablement en raison de la laxité des capsules articulaires ; parfois, les phalanges terminales sont particulièrement pointues ou, au contraire, particulièrement larges, donc divergent de la norme dans une direction.

De tels liens peuvent être supposés car d'autres signes de troubles cérébraux organiques sont toujours présents. D'autre part, de tels symptômes constituent un indicateur qu'une telle lésion s'est produite et peuvent être pris en compte pour établir un diagnostic. Dans l'ensemble, de telles observations indiquent que l'organisme est « structuré » selon certaines lois de développement ; une fois de plus, la pathologie est un enseignant de la physiologie, nous apprenons à comprendre ce qui est beaucoup plus complexe dans le normal à partir du pathologique.

Si des indices d'épilepsie sont relevés lors de l'anamnèse, il est absolument nécessaire de procéder à un électroencéphalogramme

(EEG). C'est déjà important car les crises cérébrales peuvent être traitées médicalement.

Les multiples troubles du comportement dus à une lésion cérébrale seront abordés ailleurs (syndrome psychopédagogique exogène précoce). Cependant, dès à présent, il convient de dire que si le comportement d'un enfant est particulièrement problématique et qu'il est difficilement influençable par des moyens pédagogiques, il faut toujours penser à un trouble organique et enquêter consciencieusement à ce sujet. Il est important que le médecin attire l'attention de l'éducateur sur la présence de tels symptômes ; sinon, il risque d'interpréter à tort le comportement et d'emprunter de fausses voies dans son approche éducative, ce qui serait préjudiciable à l'enfant.

« Psychopathes », « Variantes de caractère »

Ainsi, si le médecin est tenu de rechercher consciencieusement des signes de causes organiques cérébrales aux difficultés de comportement, il existe de l'autre côté de la vaste palette des possibilités humaines des types d'enfants en dehors de la norme où l'on cherche en vain des symptômes neurologiques, même au sens le plus large. Les anciens psychiatres ont appelé ces types de « psychopathes » ; aujourd'hui, on soulève de fortes réserves contre cette classification, auxquelles nous adhérons essentiellement. Mais dans certains cas, nous parlons également de comportement psychopathique. Kurt Schneider, qui a établi un système de tels types anormaux, a tenté une définition : les psychopathes sont des personnes qui souffrent de leurs difficultés internes et dont l'environnement souffre également de leurs difficultés.

Cette définition est cependant assez vague : elle s'appliquerait à la grande majorité de tous les troubles possibles (y compris ceux d'origine organique cérébrale). Cette définition de la psychopathie ne tient pas compte non plus du rôle que joue l'environnement dès les premières années de vie des enfants, en causant, maintenant et amplifiant les difficultés. Néanmoins, nous sommes également d'avis qu'il existe des comportements innés (également dérivés de l'ascendance) se manifestant dans toutes sortes de situations environnementales, qui peuvent effectivement être qualifiés de « psychopathiques ». Un exemple de cette perspective sera décrit dans la section sur l'autisme infantile.

Comment parvient-on au diagnostic de tels tableaux cliniques ? À partir de l'anamnèse décrivant les comportements anormaux, mais surtout à partir des manifestations de contact et du contenu de l'examen. Les deux, les informations des parents et le comportement de l'enfant lors des entretiens et des examens, fournissent déjà des indications importantes ; on « s'oriente » en fonction de cela et on adapte les questions suivantes en fonction de la réaction de l'enfant. Ainsi, l'image se dessine.

Si l'enfant a du mal à parler, on renonce d'abord à obtenir des réponses de sa part et on lui propose du matériel de jeu si captivant et « stimulant » qu'il ne peut pas y échapper (le matériel développé par la géniale Maria Montessori est particulièrement adapté à cet âge). De cette manière, alors que l'enfant se laisse entraîner dans la situation, l'établissement du contact commence, même s'il est initialement inhibé par la peur ou la résistance - et ensuite, le chemin vers le contact verbal n'est plus loin !

Il va de soi que l'on ne doit pas donner des instructions ou même des reproches trop tôt. Cela bloquerait le chemin de la connaissance, car l'enfant ne se révèlerait plus tel qu'il est réellement ; il deviendrait méfiant, renfermé - ou il commencerait à mentir pour se mettre en meilleure posture. Le bon chemin est plutôt de laisser l'enfant découvrir par lui-même comment il se situe par rapport à lui-même et à sa situation. S'il en tire les conséquences de cette autocompréhension, cela a toutes les chances d'être plus profond et plus durable que tout ce qui est imposé ou même imposé de l'extérieur. Mais bien sûr, l'adulte qui mène la conversation, le médecin, l'enseignant, le psychologue, le travailleur social, a son opinion et son attitude morale, et l'enfant doit le remarquer ; mais il doit s'approcher de lui-même pour se mettre à la disposition de celui qu'il a déjà reconnu comme digne de confiance, qui ne doit pas seulement être celui qui examine froidement, mais qui doit se sentir engagé envers l'enfant. Ainsi, (comme nous l'avons déjà expliqué dans le chapitre sur l'entretien médical), le diagnostic et la thérapie, la reconnaissance des particularités de l'enfant et la conduite pédagogique-thérapeutique doivent s'entrelacer.

La relation interpersonnelle libre - comme nous l'avons décrit dans cette section - et les méthodes d'examen psychologique précises, les tests ingénieusement développés, qui offrent de bonnes possibilités de comparaison grâce à leur normalisation et donc des bases diagnostiques solides, devraient également aller de pair. Selon l'institution et les personnalités qui y travaillent, il convient de décider si l'on choisit la possibilité que quelqu'un maîtrise et utilise plusieurs méthodes ou si une équipe bien coordonnée se partage le travail, mais rassemble ensuite les résultats pour obtenir une image valide de l'enfant.

VI / TROUBLE CEREBRAL MINIMAL (1982)

<u>Troubles "minimaux" et "maximaux"</u>

Ces derniers temps, on parle beaucoup de troubles qui entrent dans ce domaine. Après de longs débats sur la terminologie, on tend maintenant à ne plus utiliser le terme de « paralysie cérébrale minimale » car les troubles du mouvement peuvent être si légers que le terme « paralysie cérébrale » ne convient plus. On préfère parler de « dysfonction cérébrale minimale » ou « DCM » car cela permet d'exprimer plus clairement la complexité des troubles avec le terme « dysfonction ». Cependant, le mot « minimale » peut prêter à confusion. Certes, les symptômes moteurs peuvent être si légers qu'ils ne peuvent être diagnostiqués qu'avec des méthodes subtiles - ou mieux encore, avec un bon sens de l'observation du comportement moteur dans son ensemble. Mais les troubles comportementaux qui y sont étroitement liés ne sont rien de moins que « minimaux », bien au contraire, ils sont maximaux, car ils rendent les enfants très remarquables, très perturbants au sein du groupe, au point que parfois l'exclusion de l'enfant de la classe ou du groupe de jardin d'enfants semble indispensable - et cela remet en question l'avenir social d'un tel enfant. Les éducateurs, mais aussi les médecins et les psychologues, commettent une grave erreur en ne reconnaissant pas le caractère organique des troubles. Ils considèrent l'enfant comme « difficile », cherchent à faire face à cette « difficulté » par des moyens disciplinaires qui, de manière typique, restent inefficaces, de sorte que les mesures répressives peuvent souvent s'escalader, voire parfois conduire à des abus lorsque les éducateurs perdent leur maîtrise. Cela illustre déjà le sérieux parfois tragique de la situation. Même et surtout dans ce domaine, l'aide doit commencer par la compréhension des liens. Bien que la littérature sur la « DCM » se soit considérablement développée, elle concerne en grande majorité un seul aspect de la problématique, le plus souvent les troubles moteurs (du point de vue du médecin, du pédiatre ou du neuropédiatre) ou seulement la défaillance de certaines fonctions mentales (du point de vue du psychologue). Cependant, il convient ici d'essayer de voir l'enfant dans son ensemble et d'intégrer les troubles comportementaux dans l'image globale.

Motricité

Néanmoins, l'observation des troubles moteurs peut orienter le diagnostic. Ils doivent donc être décrits en premier lieu. Lors d'un examen neurologique approfondi, on peut certainement trouver des anomalies - dans le tonus musculaire (augmentation du tonus musculaire, spasticité, ou tonus réduit, hypotonie, ou encore tonus variable), dans les réflexes (par exemple, sous la forme de modèles de mouvements pathologiques, de persistance de modèles de mouvements primitifs) ; un signe significatif est une adiadococinésie ou hypodiadococinésie (trouble de la vitesse et de l'habileté lors de la pronation et de la supination rapides des avant-bras) ; on observe également une déformation du doigt appelée « doigt en baïonnette » (sur les doigts tendus, hyperextension à l'articulation intermédiaire du doigt, flexion à l'articulation distale, en tout cas un trouble de l'harmonie des mouvements des doigts). Une asymétrie, l'un des signes neurologiques décrits, doit également être prise en compte. Cependant, nous pensons que ce n'est pas seulement une question d'exécution du plus grand nombre possible de tests réflexes. Les troubles du mouvement peuvent être détectés plus rapidement et aussi sûrement en observant des séquences motrices complexes chez l'enfant : on lui demande par exemple de montrer comment former et lancer une boule de neige ; cela révèle non seulement des troubles moteurs, mais aussi des déficits dans la représentation des actions (apraxie), et le trouble du mouvement de balancement qui en résulte - avec une symptomatologie psychologique associée - est également significatif. Les difficultés en position debout ou en sautant sur un pied (en particulier en tenant compte des différences latérales), en montant ou en descendant un escalier sans s'arrêter, en marchant sur la pointe des pieds ou sur les talons, ou en position assise (asymétrie, extension du genou difficile, tendance à la pointe des pieds, incapacité à toucher les pointes des pieds avec les genoux tendus) montrent à l'observateur qui sait « regarder » les mouvements beaucoup de choses. La motricité peut être perturbée de manière variée dans la région de la tête : des difficultés à mâcher (qui peuvent également être identifiées dans l'anamnèse précoce de l'enfant), une maladresse dans les mouvements de la langue, mais surtout des troubles de la parole. Étant donné la complexité des innervations, qui sont le reflet de l'intégration de nombreuses fonctions cérébrales, il n'est pas surprenant qu'une lésion cérébrale, même légère, se traduise souvent par des troubles de l'acte de parole. On trouve des erreurs dans l'élocution (production incorrecte de certains sons, en particulier les sons « s » - sigmatisme - ou le « r »), mais aussi une articulation générale déficiente, une prononciation floue (ce qui rend la parole de l'enfant difficilement compréhensible) ; l'hypersalivation fréquente en cas de lésion cérébrale peut également rendre la parole confuse. Le bégaiement fait également indéniablement partie de cette problématique : il est souvent possible de démontrer, voire de rendre très probable, que ce trouble pénible du flux de parole a des causes organiques cérébrales - en plus de facteurs héréditaires et conjointement avec des facteurs « névrotiques ». Il en va de même pour les tics, en particulier lorsque ces mouvements involontaires sont très riches, très étendus, qu'ils conduisent à des événements plus complexes (émission de sons de cloche, mais aussi de formulations de mots stéréotypées, insultantes, souvent également coprolaliques - démontrant ainsi l'émergence de couches pulsionnelles sombres), lorsque le tableau clinique évolue vers la « maladie des tics » (Gilles de la Tourette) (il convient de noter qu'en plus de la psychothérapie, un traitement médicamenteux avec des neuroleptiques a également ses chances dans de tels cas). Les anomalies motrices sont généralement évidentes même pour les profanes et peuvent donc servir de guides diagnostiques.

Symptômes psychologiques

Les déficiences sur le plan psychologique sont beaucoup plus difficiles à détecter et à comprendre en détail (bien qu'elles aient également des répercussions dans la vie quotidienne, en particulier dans le domaine scolaire). Il convient de reprendre ici ce qui a été dit dans le chapitre précédent sur le « syndrome psychologique exogène précoce » : la perturbation organique du cerveau entraîne - si l'on tente de réduire la perturbation à un dénominateur commun - une désintégration des fonctions cérébrales qui constituent normalement l'unité de la personne humaine dans la perception, la volonté et l'action. Un exemple en est le trouble de la perception de la forme, qui peut également survenir avec des troubles cérébraux légers. Lorsque nous voyons quelque chose, nous n'expérimentons pas simplement une addition de points de la rétine, comme cela se produit sur la rétine, mais grâce à la grande capacité d'intégration du cerveau, une « forme » nous est révélée. Cependant, cette capacité peut être altérée à différents degrés, comme le montrent les études psychologiques (gestalts). Un tel trouble peut être la cause de difficultés d'apprentissage, par exemple de dyslexie (trouble de la perception de la forme des lettres et des mots). Une pratique patiente, basée sur la compréhension du trouble, peut certainement apporter une amélioration significative à l'enfant, qui se trouve encore en pleine évolution de ses fonctions cérébrales. Il est également clair que les troubles de la perception de cette nature peuvent augmenter les exigences de concentration au travail d'un élève au point de le faire échouer - l'une des causes des troubles de concentration des élèves si souvent déplorés aujourd'hui. Cela appelle les psychologues et les pédagogues travaillant en équipe à rechercher des moyens - avec un enfant seul ou mieux encore avec un groupe - d'améliorer ces difficultés qui interfèrent non seulement avec le destin scolaire, mais aussi avec le destin de vie d'un enfant.

Troubles du comportement

Cela nous amène à discuter des troubles du comportement, qui peuvent poser des difficultés « maximales » dans cette déviation appelée par erreur « paralysie cérébrale minimale ». Dans la plupart des cas, il ne s'agit pas seulement des troubles inhérents à l'enfant résultant de la

« dysfonction » du cerveau, mais ils sont encore aggravés par la mécompréhension et la mauvaise « réponse » de l'entourage de l'enfant, des parents, des camarades dans le groupe social et de l'enseignant. Ainsi, se superpose, de manière fatale, une « névrosation secondaire ». Et aussi étendue que soit aujourd'hui la littérature scientifique sur les troubles moteurs et les déficits psychologiques individuels dans la « DCM », il y a peu de choses utiles sur les troubles du comportement à traiter (peut-être aussi parce que ces manifestations ne sont pas facilement mesurables et ne peuvent pas être saisies statistiquement). Dans les relations interpersonnelles, les qualités esthétiques jouent sans aucun doute un rôle important, même si cela ne devient conscient que dans une moindre mesure pour les partenaires de ces relations. Cependant, les enfants du groupe traité dans ce chapitre se distinguent clairement du « beau » et du « plaisant ». Même leur mimique est souvent différente : trop peu mobile, rigide ou même bizarre, n'exprimant pas clairement les émotions intérieures - et donc incompris des autres, perçu comme étranger, voire hostile.

La perturbation devient encore plus claire dans le domaine de la motricité, en particulier dans la motricité fluide et dans des fonctions plus complexes de l'activité enfantine. En revanche, nous voulons décrire comment se comporte l'enfant normal dans une situation concrète. Le garçon entre dans la salle de classe d'un pas sautillant, saisissant immédiatement la situation d'un coup d'œil rapide et entrant immédiatement en relation avec ses camarades. Cela peut parfois dégénérer en une bagarre entre garçons, et cela a certainement sa fonction dans la pratique des forces physiques et psychiques de l'enfance. Ce n'est pas désagréable à regarder pour l'éducateur ; les deux adversaires sont suffisamment habiles pour éviter tout dommage sérieux ; cela nécessite absolument un sentiment d'équité - il est vil, comme chacun le sait, de mettre sérieusement l'autre en danger ; et même si l'on est très en colère contre l'autre, on ne lui fait rien de mal. En revanche, à quel point un garçon atteint du trouble que nous décrivons est-il misérable ! À quel point il se présente ainsi, trébuchant sur lui-même, il agace les autres à tel point qu'ils le taquinent et l'attaquent, car ils ont immédiatement reconnu sa maladresse. Le fait qu'il n'ose pas se jeter dans la mêlée ne l'aide en rien, mais ne fait qu'accroître les agressions du groupe. Il ne peut pas se protéger, et il lui arrive souvent quelque chose de pire (les dents de devant cassées sont une sorte de « carte de visite » de son type). Mais lui-même peut aussi causer des dommages dangereux à l'ennemi : il ne juge pas correctement la force de ses propres coups et, plus que la motricité perturbée ne le gêne, il lui manque ce sentiment décrit précédemment d'une lutte équitable avec les inhibitions qui y sont associées. Il s'agit ici, dans certains cas, de plus que de l'innervation musculaire et de la coordination : dès le départ, l'enfant a une idée altérée d'une séquence d'actions, il n'est pas en mesure de mettre quoi que ce soit en œuvre. On parle d' « apraxie » - c'est précisément ce qui rend les enfants si désemparés et impuissants dans le monde. Cela peut être facilement vérifié en donnant à l'enfant la tâche d'une action complexe, comme former et jeter une boule de neige ou allumer une bougie. Mais l'attitude de ces enfants à l'égard de l'autorité de l'enseignant est tout aussi gravement perturbée. Ils sont considérés comme terriblement mauvais, désobéissants, turbulents. Les mesures disciplinaires, les punitions ne les amènent pas à réagir mieux, elles semblent rester inefficaces. Il n'est donc pas rare qu'ils soient exclus de la classe, de l'école, avec toutes les conséquences néfastes pour leur avenir. Mais sont-ils vraiment si insupportablement mauvais ? Ils ne se font prendre que si souvent lorsqu'ils font quelque chose de mal ! Le « gamin normal », qui se réjouit de sa méchanceté et réjouit aussi les autres avec cela, sait exactement quand l'enseignant va regarder dans sa direction et fait alors une figure angélique, puis continue quand l'œil vigilant de l'enseignant se détourne à nouveau. Cependant, le garçon de notre groupe, typiquement perturbé sur le plan instinctif, continue et se fait prendre par l'enseignant. Il est le pire de tous pour lui, celui qui est incorrigible, insupportable. De tels enfants peuvent aussi être incités par les autres à faire n'importe quoi, sans penser aux conséquences, voire sans pouvoir les évaluer. Et lorsque cela se produit, les vrais garnements en tirent un double profit : l'enseignant est très ennuyé et l'incompétent est tombé dans le piège, il reçoit sa punition, ce qui est agréable à voir pour les autres ! Cette perturbation fait de ces enfants inévitablement des objets de moquerie de la part de leurs camarades. Il est tout à fait faux de croire que la mère pense que son garçon a tant de mal dans cette classe, qu'il a été si maltraité ici. Mais s'il est transféré dans une autre école, cela continue de la même manière ; car la situation conflictuelle est inhérente à la nature de cet enfant, il attire magnétiquement les agressions et les moqueries des autres. Il est indéniable que de tels événements répétés influencent et traumatisent profondément un enfant. D'un autre côté, il faut comprendre à quel point une psychothérapie est difficile dans un tel cas, car les causes sont si fermement ancrées dans la nature modifiée de l'enfant due à la perturbation cérébrale. Il faut souligner que ce trouble, qui entraîne une telle inadaptation à la situation réelle, peut très bien être associé à une intelligence normale, voire supérieure. Les capacités d'abstraction, de pensée logique sont généralement intactes chez les cas de « DCM » (un indice en est le fait que dans le test d'intelligence pour enfants « HAWIK » - Hambourg-Wechsler, la partie « verbale » des tests, qui teste principalement les capacités logiques, donne de bien meilleurs résultats que la partie « action » - test des capacités pratiques). Cependant, cela entraîne souvent de grandes difficultés lors de l'évaluation, par exemple par l'enseignant : on ne veut pas considérer un comportement comme un trouble chez un enfant qui peut si bien penser, raisonner « avec une netteté tranchante » (Morgenstern) (bien sûr, on ne tient pas compte de la vérité générale selon laquelle une pensée logique peut s'égarer si elle n'est pas liée, voire fusionnée, avec une bonne perception de la réalité, avec des doutes toujours vifs sur la réalité des fantasmes de la pensée). Il convient cependant d'admettre que les troubles ne perturbent pas seulement la discipline de classe, mais aussi l'ambiance générale, l' « atmosphère » dans un groupe, vraiment jusqu'à l'extrême, de tels enfants peuvent donc être compris comme étant rejetés non seulement par l'enseignant mais aussi par leurs camarades (bien que des mesures doivent être prises à cet égard !).

<u>« Perturbation instinctive »</u>

Cela se réfère à une perturbation de ces régulations importantes qui se déroulent initialement de manière inconsciente et que l'on appelle « sensibilité », « sensibilité tactile » ou mieux encore « instinct » ; elles appartiennent à des stades de développement phylogénétiques et ontogénétiques plus anciens que les processus de pensée. Une caractéristique des enfants perturbés sur le plan instinctif est qu'ils ne savent pas - ou n'ont pas le sens de - quand parler et quand il vaut mieux se taire. On dit que « les pensées sont libres » ; mais celui qui est vraiment ancré dans la réalité ne laisse certainement pas toujours ces pensées « se manifester par des mots » ; sinon, il pourrait blesser les autres et se nuire à lui-même ! Cependant, ces enfants disent sans souci ce qu'ils pensent, que ce soit approprié à la situation ou non, que l'on soit prêt à les écouter ou non, ou que cela viole le respect dû ; car ils critiquent sans souci également les autorités. En réalité, cela se fait avec la naïveté qui caractérise ces enfants. Mais cela dérange particulièrement les personnes vaniteuses et réjouit beaucoup les autres enfants du groupe qui n'oseraient jamais faire cela. Encore une fois, une situation de conflit qui rend la vie difficile à cet enfant et aux autres ! Le lecteur attentif aura remarqué d'après ce qui a été dit qu'il y a des similitudes avec les enfants autistes : des difficultés dans les relations interpersonnelles (on pourrait aussi les appeler des troubles du contact), une spontanéité renforcée sans égard aux nécessités de la situation, des expressions plus ou moins perturbées. Ces similitudes sont si frappantes que certains auteurs, notamment Reinhart Lempp, considèrent fondamentalement le comportement autistique comme un « syndrome psychologique exogène de la petite enfance », c'est-à-dire qu'ils estiment qu'il est dû à un trouble organique du cerveau. Nous ne suivons pas cette opinion. Comme cela sera expliqué dans le chapitre correspondant, il y a certainement des enfants chez qui l'« autisme » est « mis en évidence » par un trouble organique (cf. page 290) ; généralement, l'anamnèse familiale montre que de tels comportements se retrouvent également chez d'autres membres de la famille, de sorte que l'on doit supposer qu'il y a une prédisposition dans cette direction, qui est certainement actualisée de manière « exogène ». Mais ce n'est certainement pas le cas dans tous les cas. Même après un examen très minutieux, on ne trouve souvent aucune indication de lésion cérébrale. Cela entraîne donc la nécessité d'un diagnostic différentiel précis basé sur un examen neurologique précis, en particulier par « motodiagnostic », en observant les mouvements ; il est certain que l'EEG sera également utilisé, bien qu'il faille dire que cet examen est souvent peu concluant, même dans les cas de trouble organique du cerveau. Il n'est pas dit que les perspectives d'une thérapie pédagogique et curative dépendent essentiellement, voire uniquement, de la présence ou non d'un trouble organique. Ce qui importe le plus, ce sont les autres caractéristiques de la personnalité, en particulier le degré et les particularités de l'intelligence, la capacité de maintenir le contact, les autres capacités à s'intégrer dans le monde réel.

Criminalité des personnes perturbées sur le plan instinctif

La perspective sociale est parfois assombrie pour certaines personnes perturbées sur le plan instinctif lorsqu'elles tombent dans la criminalité, commettant des vols, des fraudes, voire de l'usurpation, ce qui a quelque chose de bizarrement fantastique (et qui les expose rapidement, contrairement à la sophistication des escrocs froids et intelligents). Nous devons être conscients du fait que la capacité de se comporter socialement, de ne pas transgresser les lois écrites et non écrites, ne dépend pas seulement de la compréhension intellectuelle des réalités (bien sûr, la « compréhension de l'interdit » joue un rôle important dans la question de la « responsabilité », tant dans la justice des mineurs que des adultes). Mais ce n'est pas seulement cela : aussi fortement qu'un enfant, voire un adulte, soit désireux de faire prévaloir des désirs égoïstes, même si cela empiète sur les droits d'autrui, des inhibitions normales agissent pour empêcher les actes dissociaux.

Et cela se produit non seulement parce qu'on se rend compte qu'on sera puni si on fait quelque chose d'interdit, mais aussi parce que ce qui se passe dans la sphère émotionnelle de celui qui prend la décision a un poids encore plus important : la répugnance envers l'injustice ! Enfreindre la loi serait un sacrilège - et l'action sacrilège, appelée « hybris » en grec, est le motif central de la tragédie antique, qui vise à révéler les lois qui bouleversent le monde ; cela traverse toute l'histoire intellectuelle de l'Occident. Et lorsque Goethe dit : « La peur est la meilleure partie de l'humanité », il fait également référence à ces sentiments qui influencent nos actions. Cela implique qu'on est attaché à des personnes aimées, les parents, l'enseignant, le supérieur hiérarchique ; on ne veut pas les décevoir, on les blesserait. Enfin, on a aussi des relations émotionnelles avec soi-même : l'intuition de ce qu'on se ferait à soi-même est un puissant avertisseur et protecteur. Les mécanismes de protection ont échoué de manière tragique lorsque des événements malheureux se produisent encore sur le « champ de bataille de la vie » ; c'est le désespoir lorsque plus tard, le harpiste de Goethe accuse les « puissances célestes » : « Vous nous conduisez dans la vie, vous laissez les pauvres devenir coupables - puis vous les abandonnez à la souffrance : car toute culpabilité se venge sur terre ! » Mais en temps normal, ces moments émotionnels sont assez forts pour empêcher l'action injuste. Le fait que de nombreuses personnes échouent sur ce plan est perceptible dans leur comportement étrange après l'acte répréhensible, un comportement qui surprend grandement le juge, l'évaluateur : le délinquant déclare ouvertement ce qu'il a fait, dans les moindres détails, alors qu'il est « normal » de mentir - du moins pour les enfants - ou du moins de nier ce qu'on a fait.

Mais ici, ces « mécanismes de protection » échouent : lorsque l'on parle à de jeunes gens perturbés, c'est comme s'ils n'avaient pas la bonne relation avec ce qu'ils ont eux-mêmes commis - et pourtant ils s'en confessent avec une clarté intellectuelle totale ! (Cette « objectivité envers soi-même », qui signifie néanmoins une relation perturbée avec soi-même, nous l'avons décrite comme un symptôme du comportement autistique). La question de la responsabilité légale n'est donc pas si facile à répondre. Un paragraphe (§ 10) de la loi autrichienne sur la justice des mineurs - et de manière correspondante dans d'autres législations (§ 3 de la loi allemande sur la justice des mineurs) - énumère deux conditions pour un comportement imputable : « la compréhension » intellectuelle et « la capacité d'agir conformément à cette compréhension ». La première condition (« compréhension ») est généralement facile à établir, surtout grâce à un test d'intelligence. Mais il n'est pas facile de déterminer avec certitude si quelqu'un est capable d'agir conformément à cette compréhension, surtout au moment de la décision et de l'acte. Est-ce que « le mystère des actions humaines » peut vraiment être complètement compris, que ce soit par l'acteur lui-même ou même par l'observateur extérieur ? N'y a-t-il pas depuis toujours des écoles philosophiques qui remettent en question la possibilité pour l'acteur d'agir complètement librement ? Et qu'en est-il des personnes perturbées sur le plan instinctif, chez qui nous avons constaté des relations perturbées avec soi-même et avec les autres ? Nous sommes convaincus que la structure des ordres humains suppose la liberté et la responsabilité de l'homme, que l'objectif de l'éducation en général est de conduire les jeunes à cet objectif, aussi difficile que cela puisse être. Cette liberté peut certainement être limitée ou même supprimée dans les cas pathologiques (c'est précisément pour cela que nous considérons cela, « ex contrario », comme une preuve importante de la « liberté » de l'homme sain et mature !).

En ce qui concerne le cas particulier, il s'agit d'une tâche difficile pour l'observateur, par exemple l'expert en psychiatrie de l'adolescence, de comprendre la personnalité individuelle de l'accusé, de comprendre ses réactions, d'évaluer l'adaptation ou la non-adaptation des autres actions. Dans la justice des mineurs, la question de la maturité de la personnalité par rapport à la norme joue un rôle décisif. Le critère décisif ne réside certainement pas dans la capacité à prouver ou non une lésion cérébrale ; ce qui nous semble plus décisif, c'est dans quelle mesure l'intégration de la personnalité est intacte, dans quelle mesure quelqu'un peut concilier sa compréhension et son accomplissement. Les études précises que nous avons mentionnées montrent qu'il existe effectivement des cas où le trouble instinctif décrit peut être associé à une lésion cérébrale causale. C'est sans doute le trouble du comportement le plus impressionnant causé par une atteinte organique du cerveau. Mais il existe également des tableaux cliniques très similaires où il est impossible de prouver une lésion cérébrale.

Thérapie

Enfin, discutons de la thérapie des états qui relèvent du domaine médical. Si l'on a de l'expérience dans ce domaine, il est clair que les médicaments ne peuvent que rarement apporter des résultats (cela peut être envisagé en cas d'agitation motrice sévère, de tics graves ; mais il faut être conscient que l'on peut certes atténuer les réactions à différents degrés, mais que de tels médicaments ont leurs « effets secondaires » - l'industrie pharmaceutique parle de manière trop euphémistique - et que cela peut souvent entraîner une diminution générale, par exemple une perturbation de la concentration et de l'attention au travail ; il faut donc toujours peser les effets désirés par rapport aux dommages possibles !). Une psychothérapie qui cherche à explorer ces complexes et à influencer leur dynamique a peu de chances de succès - elle peut seulement être efficace dans le sens où, dans une « thérapie familiale », les parents sont guidés pour éviter les « névroses secondaires ». Indiscutablement, le traitement le plus important relève du domaine de la pédagogie curative. Une partie importante de celle-ci est la compréhension que l'enfant souffre d'un trouble d'origine organique du cerveau et non d'une méchanceté délibérée : lorsqu'il ne fait pas d'efforts lors des exercices physiques, ce n'est pas qu'il est paresseux, mais plutôt qu'il n'est pas à la hauteur des exigences légitimes imposées aux autres ; ce n'est pas un garçon paresseux qui ne tient pas ses cahiers propres, qui gribouille ou qui ne pratique pas suffisamment la lecture, et il réagit à cela de différentes manières, que ce soit par le repli sur soi, la fermeture, voire la dépression, ou bien réellement par de la méchanceté, de l'opposition, voire de l'agressivité (qui peuvent devenir dangereuses précisément parce qu'il est maladroit) : sa différence, ainsi que son maladresse, incitent les autres à l'attaquer - et tout empire de plus en plus ! Et bien sûr, les bêtises instinctives décrites ci-dessus suscitent également l'hostilité des camarades et surtout de l'enseignant envers cet enfant. Cela entraîne un martyre constant pour l'enfant lorsque l'enseignant, dénué de compréhension, cède à ses affections et recourt constamment à des sanctions punitives de plus en plus sévères, et l'enfant se retrouve sans défense. Dans de tels cas, le médecin scolaire, s'il a développé son regard pour de telles particularités, est l'avocat naturel de l'enfant. Il doit initier l'enseignant aux réalités concrètes et le motiver à aider l'enfant à son tour - et la première étape importante est la compréhension. L'éducateur comprend que les difficultés comportementales d'un enfant ne résultent pas de son manque de volonté, voire d'une volonté malveillante, mais d'un trouble, alors il l'aborde complètement différemment : avec empathie, voire sympathie, il le ménage au lieu de le punir, il réduit les exigences imposées à cet enfant en fonction de ses capacités, de préférence de manière à ce qu'il ne s'en rende même pas compte, et lui offre ainsi l'occasion de réussir, ce qui constitue à son tour une puissante motivation pour l'enfant. Il cherchera à découvrir les aspects positifs qui persistent malgré le trouble, voire qui sont parfois présents de manière exceptionnelle, par exemple dans le domaine intellectuel ; car il existe également ici des « surcompensations », comme l'a décrit de manière magistrale Alfred Adler : en cas de « déficience organique », il existe des possibilités de compenser non seulement les déficits, mais même d'accomplir des choses exceptionnelles ; c'est comme si les défauts éveillaient des forces qui ne sont pas à la disposition du « normal ». Nous avons établi des comparaisons avec les comportements autistiques - en fait, chez les enfants du groupe traité, on observe souvent une forte spontanéité et originalité de la pensée. Cependant, l'enseignant doit certainement tenir compte de ces particularités d'un enfant, les reconnaître et les encourager. Ainsi, il prépare un terrain beaucoup plus favorable à la croissance et à l'épanouissement de l'enfant. Parmi les tâches importantes de l'éducateur de ces enfants, il y a aussi l'influence sur le groupe en faveur de l'enfant. Nous avons décrit précédemment les difficultés « naturelles » entre lui et son groupe social. Mais on ne peut pas simplement laisser les choses se dérouler ainsi, car cela entraînerait des dommages des deux côtés. Bien sûr, il n'est pas facile de changer cela pour le mieux, et cela ne se fait pas rapidement. Cependant, on peut susciter une meilleure atmosphère dans le groupe en montrant ce que ce « vilain petit canard » (H. Ch. Andersen) est capable de faire, les efforts qu'il déploie pour faire face à son trouble. Ainsi, un bon enseignant est en mesure de susciter réellement une atmosphère de bienveillance envers un tel enfant. Bien sûr, il sera souvent nécessaire de sortir l'enfant de situations dangereuses - par exemple, en l'envoyant en mission pendant la récréation ou même en le protégeant des agressions du groupe sur le chemin de l'école. Aussi importante que soit la compréhension envers l'enfant atteint de troubles cérébraux, de nombreuses actions doivent être entreprises pour améliorer son état. Cela concerne avant tout le domaine de la motricité, dans lequel il est principalement en retard. Alors que l'enfant normal interagit avec son environnement grâce à son appareil moteur, qui lui obéit sans effort avec un bon « plaisir de fonctionner » (Ch. Bühler), l'enfant atteint de troubles dans ce domaine a besoin de stimuli plus forts, a besoin d'aide tant pour la motricité globale (en particulier le mouvement) que pour la motricité fine. Et bien sûr, il est essentiel de détecter et de traiter le trouble le plus tôt possible (idéalement dès la petite enfance). À tout âge, cela nécessite une attention personnelle accrue, cela nécessite également le charme du physiothérapeute ainsi qu'un « caractère incitatif » fort pour les exercices demandés.

Plus l'enfant est jeune, plus on cherchera à impliquer la mère en tant que « co-thérapeute » : à un âge précoce, c'est elle qui transmet au child son environnement, avec raison et émotion. Bien sûr, cela nécessite la guidance et le contrôle constants d'un physiothérapeute qualifié. Autant la mère est avantagée car elle n'a aucune difficulté à établir un contact avec l'enfant, autant il faut combattre chez elle une attitude erronée appelée « surprotection » en anglais : la mère qui remarque précocement le retard de son enfant par rapport aux comportements normaux est submergée de compassion et cherche à éliminer tous les obstacles pour son précieux enfant handicapé, à lui faciliter toutes les tâches quotidiennes qui pourraient exercer ses capacités, au lieu de prendre le temps et la patience nécessaires pour l'aider juste ce qu'il faut afin que l'enfant ne se décourage pas, mais lui laisser suffisamment d'autonomie.

Un poids particulier doit être accordé à la stimulation de la motricité buccale. Même les enfants légèrement atteints de troubles cérébraux ne passent pas suffisamment de temps à mâcher et refusent les aliments solides, préférant continuer à utiliser leur biberon. Cela pose des problèmes de nutrition, car le corps de l'enfant en pleine croissance a également besoin d'aliments riches en fibres et solides. Il est également important de noter que les mouvements corrects de la bouche et de la langue sont une condition préalable à l'acte de parole. Il est donc essentiel de stimuler l'enfant dans ce domaine en créant les bonnes conditions de tonus musculaire (contrôle de la tête et du tronc) et en lui apprenant de bonnes habitudes de mouvement de la mâchoire, de la bouche et de la langue grâce à des techniques appropriées.

Plus tard, en plus d'une stimulation individuelle, une thérapie de groupe par le mouvement peut être envisagée, avec tous les stimuli qu'elle implique : la compétition, les réussites par rapport aux autres, l'harmonisation dans une bonne ambiance commune (bien sûr, celui qui dirige pédagogiquement le groupe doit être capable de personnaliser de manière très précise afin d'éviter à l'enfant des expériences de frustration). Les aides fournies par l'enseignant doivent être appliquées au bon moment et au bon endroit - ainsi, l'enfant gagne confiance en ses propres capacités et devient un membre à part entière du groupe.

Les troubles spécifiques tels que les problèmes de perception des formes ou la fameuse dyslexie nécessitent des méthodes d'aide particulières, qui ont été élaborées récemment du point de vue de la psychologie. La même chose peut être dite des troubles de la concentration au travail, un problème qui dépasse de nos jours le simple groupe médical et qui concerne largement la « norme » : travailler de manière distraite à l'école et pendant les devoirs est devenu une difficulté presque ubiquitaire et donc une tâche générale de gestion de l'apprentissage. Selon notre opinion, il s'agit d'éviter un exercice mécanique sans âme et d'"interpeller" les enfants par un investissement personnel, en les tenant face à face avec le regard et la parole, en leur proposant des méthodes qui les fascinent et les plongent dans une ambiance de travail. Il existe aujourd'hui de bons outils qui captivent les enfants.

Le traitement des troubles de la concentration chez l'enfant - une fois de plus, pas seulement dans le cas des problèmes médicaux -

justifie tous les efforts : le trouble est « typique de la phase » (à moins qu'il ne s'agisse de formes extrêmes chez un enfant atteint de troubles cérébraux organiques), et selon notre expérience, il atteint son apogée vers la fin de l'école primaire ; cependant, à l'adolescence, lorsque le jeune individu atteint un nouveau stade de conscience et acquiert une meilleure maîtrise de lui-même, ce trouble diminue naturellement et les jeunes apprennent à travailler. Cependant, si, tant qu'ils ne peuvent pas encore apprendre de manière concentrée, ils n'obtiennent que des échecs à l'école et perdent ainsi la chance de fréquenter l'enseignement supérieur, leur avenir social est sérieusement menacé. Par conséquent, il est nécessaire de les aider pendant cette période critique.

Nous exprimons notre conviction que même les enfants atteints de troubles médicaux ont un potentiel de développement, et là aussi, le médecin est « le temps en tant qu'allié ». Ce trouble est parfaitement compatible avec une intelligence bonne, voire supérieure à la moyenne, ce qui améliore évidemment le pronostic. Il faut comprendre ces enfants, parfois les protéger au sein de leur groupe social, leur apporter de l'aide - et dans la plupart des cas, tout cela offre de bonnes perspectives.

VII/ L'ENFANT PSYCHOLOGIQUEMENT ANORMAL (1938)

Nous sommes en plein milieu d'une transformation profonde de notre vie intellectuelle qui a touché tous les domaines de cette vie, en particulier la médecine. Le concept clé du nouvel ordre : le tout est plus important que la partie, le peuple est plus important que l'individu - a dû entraîner ici, où il s'agit du bien le plus précieux de la nation, sa santé, des changements profonds dans notre attitude.

Il n'est pas de mon intention de discuter ici en détail des changements spécifiques dans le domaine particulier de la psychopathologie de l'enfance. Vous savez avec quels moyens on cherche à prévenir la transmission d'un patrimoine génétique maladif - dans de nombreux cas, il s'agit de troubles héréditaires - et à promouvoir la santé génétique. En tant que médecins, nous devons assumer pleinement les responsabilités qui nous incombent dans ce domaine.

Cependant, aujourd'hui, permettez-moi de ne pas aborder le problème du point de vue de l'ensemble de la nation - ce qui nous amènerait à discuter principalement de la loi sur la prévention de la procréation de sujets atteints de maladies héréditaires - mais du point de vue des enfants anormaux. La question est de savoir ce que nous pouvons faire pour ces personnes. Et lorsque nous les aidons de tout notre dévouement, nous rendons également le meilleur service à notre nation ; non seulement en empêchant ces personnes de charger la communauté nationale par leurs actes antisociaux et criminels, mais aussi en cherchant à les aider à occuper leur place en tant que travailleurs au sein de l'organisme vivant de la nation.

Pour commencer, il me semble nécessaire de définir un concept : tout ce qui sort de l'ordinaire, donc « anormal », ne doit pas nécessairement être considéré comme « inférieur » pour autant.

Un cas servira d'exemple pour expliquer cette affirmation, qui peut sembler contradictoire au premier abord.

Un garçon de dix ans se présente à notre clinique, il fréquente la première année de l'école moyenne. Son père rapporte de sérieuses difficultés. Au premier plan se trouve sa sensibilité, non seulement au niveau des sensations corporelles (dans différents domaines sensoriels), mais surtout sa sensibilité psychologique. Quelques exemples : il a toujours eu de grandes difficultés avec la nourriture, il n'aime aucun des plats courants, mais il aime passionnément les aliments très acides (ce trait est d'ailleurs fréquent chez les enfants psychopathes) ; il a des difficultés à s'endormir, surtout s'il est agité ou s'il a mangé peu de temps avant de se coucher ; il a en général un sommeil léger. Il est très anxieux et incertain, craignant pour sa santé en toutes circonstances. Il prend à cœur les moindres détails, est parfois, comme il le dit lui-même, « tout mélancolique ». Mais les conflits les plus graves résultent de sa sensibilité psychologique, de son irritabilité : de petits événements provoquent des scènes où il se comporte « comme un fou ». Le père se demande donc si le garçon est psychologiquement normal.

Dans l'ensemble, le garçon présente donc de nombreux aspects « anormaux ». Son comportement est en accord avec ce qui a été dit. Bien qu'il maintienne une certaine apparence, qu'il se montre apparemment très sûr de lui, parfois même « dominant », on remarque rapidement combien d'insécurité et de peur se cachent derrière cette assurance forcée. En réalité, dans une situation seulement un peu extraordinaire, il est constamment à la limite de la maîtrise, on sent qu'avec une demande un peu plus forte, il basculera, ce qui entraînera une forte explosion d'excitation.

Cependant, le garçon a un autre aspect qui - en apparence - est en contradiction étrange avec les symptômes anormaux décrits : il est incroyablement intelligent pour son âge. Cela se manifeste notamment dans son langage, qui correspond tout à fait au langage d'un adulte instruit en raison de sa structure de phrases complexe et de son vocabulaire choisi. Mais ses centres d'intérêt sont également ceux d'un adulte. Il se pose des questions religieuses et philosophiques, observe les gens avec un véritable intérêt psychologique et a un regard perspicace sur leurs particularités, en particulier sur leurs faiblesses. Il est évident qu'il est toujours le meilleur de sa classe, que ses rédactions scolaires suscitent la « sensation », qu'il ne fait pas de fautes d'orthographe et qu'il a réussi facilement l'examen d'entrée à l'école moyenne.

Résumons donc sur le plan diagnostique : il s'agit d'un garçon intellectuellement doué, finement différencié sur le plan du caractère et sensible, avec de nombreuses sensibilités physiques et psychologiques.

Comment devons-nous aborder le portrait de cette personnalité ? S'agit-il d'une coïncidence fortuite de traits anormaux et de qualités exceptionnelles ? Ou devons-nous analyser ce cas selon le schéma de la psychologie individuelle : pour échapper à l'infériorité de différents systèmes organiques et aux sentiments d'infériorité très dommageables qui en découlent, il aurait emprunté la voie de la surcompensation de ces infériorités par des réalisations intellectuelles exceptionnelles ; ainsi, l'infériorité serait la cause de la supériorité (comme le suggère l'exemple des psychologues individuels, selon lequel Démosthène devait sa grandeur d'orateur à son bégaiement, car c'est grâce à celui-ci qu'il aurait trouvé la motivation pour réussir !).

Nous ne croyons ni l'un ni l'autre. Nous affirmons - non sur la base d'une théorie, mais à partir de l'expérience de nombreux enfants - que les traits positifs et négatifs de ce garçon sont deux aspects naturellement liés d'une personnalité tout à fait cohérente. On peut aussi l'exprimer ainsi : les difficultés auxquelles ce garçon est confronté dans sa propre personne et dans ses relations avec le monde sont le prix qu'il doit payer pour son talent particulier. Ce qui se distingue particulièrement est également particulièrement vulnérable. Nous devons imaginer : cet individu possède des organes sensoriels plus sensibles, un cerveau finement différencié. Cependant, il est également plus sensible, plus facilement blessé et endommagé par les influences de son environnement. Ceux qui connaissent les enfants trouveront constamment des exemples montrant que les enfants doués, mais peu enfantins, doivent payer leur richesse par des difficultés intérieures particulières, y compris des traits psychopathiques.

Nous connaissons également des parallèles à ce que nous avons dit dans le domaine des maladies cérébrales : il est un fait empirique que la méningite tuberculeuse affecte particulièrement souvent des enfants exceptionnellement intelligents, développés intellectuellement au-delà de leur âge et finement différenciés sur le plan du caractère, et les emporte. « Il était trop bon pour ce monde », disent souvent les parents. Lorsque nous disons que son cerveau était vulnérable à l'insulte externe précisément parce qu'il était un instrument trop fin, cela revient en fait à dire la même chose. Ou prenons un autre exemple : cette année, nous avons eu l'occasion d'observer deux sœurs jumelles identiques qui ont développé une hémichorée simultanément. Les sœurs étaient, comme il se doit pour des jumelles identiques, non seulement physiquement, mais aussi caractériellement très semblables. Cependant, elles présentaient des différences très marquées dans leur structure de personnalité : l'une était plus primitive, plus grossière, plus insouciante, moins intéressée, moins intelligente, tandis que l'autre était nettement plus intelligente, plus mature et plus riche sur le plan émotionnel. La deuxième sœur avait non seulement toujours des maladies beaucoup plus graves que l'autre, mais elle avait également une chorée beaucoup plus grave, de plus longue durée et accompagnée de symptômes psychiques plus graves. Pas une coïncidence, nous en sommes convaincus ; le cerveau plus finement organisé était plus vulnérable au virus de la chorée, comme nous avons pu le constater avec une clarté exemplaire dans ce cas, où nous pouvions supposer avec une certitude absolue que l'environnement et les dispositions étaient les mêmes pour les deux jumelles, à l'exception de la différence de caractère mentionnée.

Les faits décrits ci-dessus nous montrent que les symptômes « anormaux » peuvent faire partie intégrante du portrait d'une personnalité, indissociables de ses aspects positifs. Le bien et le mal en une personne, ses compétences et ses échecs, ses possibilités et ses dangers sont puisés aux mêmes sources et se conditionnent mutuellement. Nous n'aborderons pas ici les conclusions que l'on peut tirer de telles connaissances pour la psychologie dans son ensemble, mais nous discuterons uniquement des conclusions thérapeutiques. Compte tenu de ce qui a été dit, nous comprendrons qu'il n'est souvent pas possible, voire souhaitable, d'éliminer les symptômes troublants par un traitement, bien que nous puissions également accomplir beaucoup de choses ici (ce qui sera discuté ultérieurement lorsqu'il sera question de la thérapie suggestive). En outre, notre objectif thérapeutique doit être - un objectif qui peut être atteint chez des individus psychologiquement différenciés, même chez des enfants - d'apprendre aux personnes à supporter leurs difficultés plutôt que de les éliminer, de les éduquer à transformer leurs difficultés particulières en accomplissements exceptionnels, et de leur donner conscience qu'elles ne sont pas malades, mais responsables. Il ne suffit pas d'expliquer une fois pour toutes les liens aux enfants, mais il est également important de souligner qu'une action continue, intervenant au bon moment, de la part de l'éducateur doit habituer l'enfant à des exigences croissantes.

Aussi pour le deuxième enfant que je veux discuter devant vous, il s'agit d'un contraste entre des traits de caractère pathologiques et, d'une certaine manière, de grande valeur ; mais ici, nous devons parler d'un trouble profond de la personnalité. Le garçon de 7½ ans pose depuis la petite enfance de graves problèmes éducatifs. Il ne se soumet à aucune volonté étrangère, et il prend un plaisir malveillant à ne pas obéir et à ennuyer les autres personnes. Même l'école ne peut pas le maîtriser, il perturbe toute la classe avec ses taquineries et ses bagarres ; s'il n'apprenait pas si bien, il aurait déjà été exclu de l'école. Ici encore, il s'agit d'une personnalité psychopathique, dont le comportement anormal se manifeste principalement sous la forme de problèmes éducatifs. Encore une fois, nous voulons trouver la clé de sa personnalité à partir de la connaissance précise de son comportement et du bon comportement éducatif à partir de la connaissance de la personnalité. Les enfants de ce type psychopathique, auxquels appartient le garçon présenté, concordent souvent non seulement dans leur caractère, mais aussi dans leur structure corporelle et leur motricité jusqu'aux moindres détails. Nous avons devant nous un garçon massif, grossier et mal dégrossi, qui paraît plus âgé qu'il ne l'est. Même dans les quelques mouvements que vous avez pu observer chez lui, sa maladresse flagrante se manifeste (il est significatif que le grand garçon doive encore être habillé par sa mère ; même dans son écriture bâclée, exécutée à un rythme lent, sa maladresse complète se manifeste).

Comportement

L'éducateur rencontre ici en permanence de graves difficultés disciplinaires - je tiens à souligner que c'est dans un environnement éducatif excellent où l'on est habitué à maîtriser facilement les difficultés causées principalement par des dommages exogènes (gâterie ou autre environnement familial défavorable). Le garçon fait beaucoup de choses, il est incroyablement méchant envers les autres enfants, certains le voient comme un agitateur. Il semble presque inaccessible à l'influence éducative. Parfois, on pense qu'il est sourd, mais il est simplement « désactivé », il ne tient pas compte des influences éducatives, tout comme il ne prend pas conscience de tant de choses dans le monde. Et c'est aussi l'essence de son trouble : ses relations avec le monde sont limitées, surtout celles qui ne se jouent pas par une compréhension intellectuelle, mais par une compréhension instinctive. Prenons conscience de la manière dont les enfants, en particulier les petits enfants, sont éduqués : ils s'intègrent dans le monde et entretiennent des relations normales avec celui-ci, non pas parce qu'ils comprennent consciemment le contenu des instructions de l'éducateur (ils ont déjà été éduqués bien avant d'en être capables), mais parce qu'ils se sentent instinctivement attachés à l'éducateur, parce qu'ils comprennent instinctivement ce qui est exprimé par le ton des mots, par les mimiques et les gestes de l'éducateur, et parce qu'ils répondent correctement à son comportement par leur propre comportement, ayant été instruits par d'innombrables expériences désagréables et agréables. Cet instinct de compréhension est maintenant gravement perturbé chez ces enfants. De la perturbation des fonctions instinctives découlent tous les symptômes anormaux : la perturbation de la compréhension de la situation et la perturbation des relations avec les autres personnes ; de là, nous comprenons le manque de respect de l'autorité, en général le manque de compréhension disciplinaire ; mais nous comprenons aussi le fait que ces personnes ne sont aimées de personne, nous comprenons les méchancetés insensibles. À cette absence d'instinct s'ajoute non seulement la maladresse dans le domaine purement moteur, mais aussi la mauvaise compréhension pratique, le succès d'apprentissage difficile à obtenir, la « difficulté de mécanisation ». Le fait que ces enfants soient toujours des solitaires, qu'ils se retrouvent en dehors de chaque groupe d'enfants, n'est pas surprenant d'après ce qui a été dit : ils ne recherchent aucune communauté en eux-mêmes, car ils n'ont de relations personnelles avec personne (ils n'ont jamais d'amis), et la communauté elle-même les rejette, car ils sont toujours un corps étranger ; cependant, ils sont toujours l'objet des moqueries unanimes de la communauté en raison de leurs particularités, en particulier de leur maladresse, ce pour quoi ils savent souvent se venger.

Chez ces personnalités si gravement restreintes, comme chez ce garçon, une chose est souvent non seulement non perturbée, mais même exceptionnellement bien développée, à savoir l'intelligence au sens strict, la capacité de penser logiquement, de formuler ses pensées de manière linguistiquement correcte (ils trouvent souvent des expressions particulièrement originales, voire créatrices de langage) ; il y a souvent des intérêts spéciaux étonnamment matures, souvent des intérêts véritablement scientifiques (par exemple, la recherche naturelle) ou techniques, qui sont souvent à nouveau assez excentriques, étranges et marginaux. Un symptôme très caractéristique que nous pouvons également observer chez ce garçon est une « objectivité envers sa propre méchanceté » : ces enfants peuvent décrire parfaitement à quel point ils sont méchants, ils ajoutent de leur propre chef de nouvelles caractéristiques intéressantes à leur profil de caractère lorsque vous en parlez. On pourrait penser que si un enfant sait si bien à quel point il est méchant, s'il semble comprendre si clairement tout cela, il devrait être très facile à éduquer. Mais c'est une grande erreur dans laquelle tombent de nombreux conseillers éducatifs. C'est précisément le contraire qui est vrai. Un « gamin normal » ne peut soit pas parler de sa méchanceté parce qu'il n'en est pas conscient, soit il se garde bien de le dire à un adulte et de lui donner ainsi les armes. Mais quand un enfant parle de ses bêtises avec autant de liberté et sans être affecté, on peut être sûr qu'il ne peut être influencé pédagogiquement que de manière réduite. Les connaissances scolaires sont également généralement très caractéristiques chez ces enfants : là où la pensée logique est requise, où le sujet correspond à leurs intérêts particuliers, ils sont en avance, ils stupéfient l'enseignant par leurs réponses intelligentes ; mais là où il s'agit d'apprendre plus ou moins mécaniquement, où un travail concentré est requis (copier, orthographe, méthodes de calcul), ces enfants « intelligents » échouent de manière flagrante, de sorte qu'ils sont souvent proches de l'échec.

Au sein de ce groupe bien caractérisé d'enfants que nous appelons « psychopathes autistiques » en raison de leur restriction des relations avec le monde extérieur, de leur focalisation sur le moi (αὐτός), il existe bien sûr des personnes différentes, qui doivent également être évaluées différemment. Parfois, l'originalité de la pensée (qui inclut toujours une certaine « autisme ») ou l'intensité des intérêts particuliers, qui semblent être hypertrophiés au détriment de nombreuses autres compétences, sont tellement mises en avant que de telles personnes sont capables de réaliser des performances exceptionnelles (qui ne connaît pas le chercheur autiste, devenu une figure comique en raison de son maladresse et de son manque d'instinct, mais qui peut accomplir des choses remarquables, voire faire progresser son domaine spécialisé souvent très étroit !). D'autres fois, l'originalité autistique apparaît seulement comme étant aberrante, excentrique et inutile (le fait qu'une pensée soit perçue comme étrange et singulière peut être dû soit au fait qu'elle pointe vers l'avenir et deviendra plus tard une réalité vivante, soit au fait qu'elle n'a rien à voir avec la réalité). Dans ce dernier cas de psychopathes autistiques, la perturbation de l'adaptation à l'environnement, l'incapacité à apprendre, est mise en avant et détermine le pronostic social de manière défavorable. Il existe des transitions fluides entre ces états de personnalité gravement perturbée et la schizophrénie, dont le symptôme essentiel est également l'autisme, la perte de tout contact avec l'environnement. La parenté de tels tableaux avec la schizophrénie se manifeste également dans le fait que non seulement des individus autistiques singuliers, mais aussi de véritables schizophrènes sont souvent présents dans la famille de ces personnes.

Le garçon présenté, comme beaucoup d'enfants de ce type, est un enfant unique. Nous ne pouvons pas faire de remarque à ce sujet, car cela semble nous conduire à une compréhension plus profonde de ces cas. L'école de psychologie individuelle expliquerait toutes les perturbations que cet enfant présente par la « situation d'enfant unique », par l'absence d'indépendance et la « conséquence » de maladresse, par la maturité intellectuelle de l'enfant qui « grandit parmi les adultes », etc. Tout cela serait donc un dommage exogène. Nous prétendons plutôt que le fait que le garçon soit enfant unique est en quelque sorte lié à sa constitution, à son héritage génétique ! La mère de ce garçon est caractériellement très similaire à son fils : elle est totalement intellectuelle, excentrique dans sa nature, a peu de relations émotionnelles avec son enfant. Le fait que cette femme, avec son fils dans ce cas, ait transmis à son fils cette disposition psychopathique et qu'elle ne montre pas la chaleur maternelle, refusant de subir les douleurs et les désagréments de plusieurs grossesses, les difficultés d'élever plusieurs enfants, est évident. Cela est aussi bien fondé dans sa nature que les difficultés du garçon dans la sienne. Ainsi, nous voyons souvent que des choses qui semblent d'abord être conditionnées par l'environnement sont en réalité déterminées par l'héritage ou sont en tout cas largement influencées par lui.

<u>Implications pédagogiques</u>

Vous comprendrez d'après ce qui a été dit à quel point il est difficile d'éduquer de tels enfants. Ils manquent en quelque sorte de l'organe qui facilite leur éducation. Si la situation n'est pas désespérée pour autant, c'est parce qu'il y a quelque chose à quoi on peut s'adresser chez eux, à savoir leur intelligence. Justement, ce que les éducateurs sans instinct font normalement avec les enfants normaux, à savoir leur expliquer et justifier les exigences éducatives, est ici la seule voie à suivre. Car la méthode habituelle, selon laquelle l'éducateur agit principalement par sa personnalité, selon laquelle il importe comment il dit quelque chose, pas ce qu'il dit, selon laquelle son « expression » (voix, expression faciale et geste) devient de plus en plus pénétrante et affectueuse en cas de résistance de la part de l'enfant, jusqu'à ce qu'en dernier recours un « saint coup de tonnerre » atteigne certainement l'objectif souhaité - tout cela n'impressionne pas du tout ces enfants autistes, c'est pour eux une sensation intéressante qu'ils apprécient avec une joie malicieuse et qu'ils provoquent même délibérément (« Je suis content quand ma mère frappe la table », raconte le garçon présenté avec des yeux malicieux). En revanche, ces enfants peuvent prendre connaissance des « règles de comportement » objectives qui leur sont données et les remplir - comme une équation mathématique, par exemple. Plus une telle loi est « objective », par exemple sous la forme d'un emploi du temps couvrant toutes les possibilités de la journée et devant être respecté des deux côtés avec une précision méticuleuse, mieux c'est. De cette manière, et non par une habitude inconsciente et instinctive qui se développe d'elle-même, il est possible de parvenir, au fil des années, par un travail laborieux et conflictuel, à la meilleure adaptation possible à la communauté, qui réussit de mieux en mieux avec le développement intellectuel croissant.

Dans ce qui précède, j'ai décrit un type dont l'anormalité fondamentale est due à un trouble de l'harmonie entre l'intellect et l'instinct, au sens d'un trouble de l'instinct. Dans la psychopathologie de l'enfance, il existe également un type qui représente presque tous les aspects opposés à ce qui vient d'être décrit : ces enfants ont un développement intellectuel inférieur à la moyenne (jusqu'à la débilité), où l'intelligence est entendue comme l'intelligence abstraite, tandis que l'esprit pratique, en bref, tout ce qui est lié à l'instinct, et donc l'utilité pratique, mais aussi les valeurs émotionnelles, sont relativement mieux développés. Ces derniers cas sont importants, ou le deviendront chez nous lorsque la « loi sur la prévention de la progéniture atteinte de maladies héréditaires » entrera également en vigueur. Lorsqu'un médecin est appelé à agir en tant qu'expert dans de tels cas, il ne pourra pas prendre de décision uniquement en fonction du résultat d'un questionnaire ou du chiffre du quotient intellectuel, mais principalement en fonction de sa connaissance de la personnalité de l'enfant, une connaissance qui prend en compte toutes les capacités de l'enfant, et pas seulement l'intelligence abstraite.

Le sens d'un exposé court ne peut évidemment pas être de donner un aperçu systématique de la psychopathologie de l'enfance. Il m'a semblé préférable de choisir deux cas pas trop graves mais prometteurs, afin de montrer le cheminement de notre action thérapeutique. Ce cheminement part de la connaissance de la personnalité de l'enfant, de l'expérience des difficultés éducatives, de l'expérience directe des réactions anormales, pour aboutir à l'action éducative adaptée à la nature particulière de l'enfant, qui déploie au maximum ses précieuses aptitudes innées et neutralise autant que possible les dangers qui lui sont inhérents. Cette dernière phrase exprime en fait l'objectif de toute éducation ; seulement, le chemin est plus difficile pour les individus qui ne rentrent pas dans la norme, il requiert de l'expérience, de l'amour même envers ces enfants et l'engagement total de la personnalité de l'éducateur.

Même dans un exposé aussi court, il faut aborder une méthode de traitement des troubles psychiques qui, si l'on y réfléchit bien, est la méthode première non seulement dans le domaine de la psychothérapie, mais également la méthode première en médecine en général. Aujourd'hui, nous savons à nouveau (ce savoir a été temporairement occulté, principalement en raison de l'essor des méthodes de guérison scientifiques et de leurs succès) que pour un traitement réussi même des maladies purement organiques en apparence, en plus des traitements chimiques et physiques, la personnalité du médecin doit également entrer en jeu. Dans une mesure considérablement plus grande, voire décisive, cela doit également s'appliquer au traitement des troubles « fonctionnels » - je pense ici aux névroses organiques diverses telles que les vomissements et la toux fonctionnels, les douleurs dans différents organes, l'énurésie, les troubles du sommeil, l'anorexie, mais aussi les symptômes psychiques tels que l'excitabilité accrue ou les états d'anxiété. L'élément essentiel du mécanisme de guérison est le suivant : la personnalité puissante du médecin amène le patient à se détourner de ses symptômes pathologiques, quelle que soit leur cause profonde, quelle que soit l'origine de sa personnalité perturbée. Ce qui finit par provoquer la guérison, c'est la confiance du patient en la capacité curative du médecin ; cette confiance entraîne un réajustement curatif de l'appareil nerveux.

Nous appelons ce type de traitement la thérapie suggestive. Dans un sens plus large, l'ensemble du comportement du bon éducateur est également un traitement suggestif : sa personnalité puissante oblige l'enfant à suivre le bon chemin. Ainsi, nous savons aujourd'hui que le simple fait de comportements éducatifs appropriés peut contribuer de manière significative au maintien ou au rétablissement de la santé nerveuse de l'enfant. Nous savons depuis longtemps aussi que de nombreux troubles nerveux, qui peuvent aussi se présenter sous forme de maladies physiques, peuvent être « guéris » par le comportement correct et sûr de personnes tout à fait simples, par exemple des nourrices, sans même que celles-ci soient conscientes de leur influence. C'est donc aussi une « thérapie suggestive ».

Le médecin est particulièrement bien placé dans cette situation. On lui accorde le plus facilement dès le départ la confiance en sa capacité à guérir ; bien sûr, pour obtenir le succès, il doit également posséder les prérequis personnels correspondants. Surtout grâce aux travaux et aux actions de Hamburger, la méthode suivante s'est avérée très favorable : le médecin prescrit un médicament (évidemment indifférent) ou une procédure, agissant comme s'il traitait une affection organique. En réalité, ce médicament, cette procédure sont le signe visible, la base matérielle à laquelle non seulement le patient, mais aussi son entourage se confient (ce dernier point est particulièrement important lors du traitement des enfants : la confiance que l'entourage, surtout les personnes intermédiaires, manifeste tout au long de la journée, exprimée dans tout leur comportement, est le plus puissant des soutiens). C'est précisément grâce à cela qu'il se produit automatiquement (automatisme thymogène de Hamburger) un réajustement curatif de l'organisme (en raison de l'influence sur les forces de l'esprit - θυμός -, Hamburger appelle tout ce type de traitement « thymotrope »).

La brièveté du temps ne permet pas de présenter plusieurs cas qui montreraient comment la méthode de traitement doit s'adapter aux particularités de chaque trouble, comment on diminue, augmente ou change le remède en fonction du succès ou de l'échec.   Il convient de dire une dernière chose : même chez les individus très anormaux, le traitement suggestif de symptômes particulièrement pénibles est prometteur. La constatation que ces personnes sont atteintes d'une lésion primaire constitutionnelle, voire héréditaire, ne doit en aucun cas conduire à la conclusion qu'on ne peut rien faire - tout comme la reconnaissance de troubles endogènes ne doit pas conduire au nihilisme éducatif. L'éducation des personnes anormales est également prometteuse, non seulement parce que les influences de l'environnement, comme une bonne éducation, sont très importantes (elles peuvent faire ressortir ce qui est bon dans les prédispositions, éviter d'autres dommages - combien est-il important, par exemple, d'éviter les conflits chez ceux qui ont une excitabilité très élevée !) ; le fait que nous ne devons jamais abandonner d'emblée l'éducation des individus anormaux comme étant sans espoir est également dû au fait qu'avec ces personnes, des forces et des capacités peuvent survenir soudainement à l'adolescence, par exemple, qui étaient certainement prédisposées mais dont nous n'avions aucune idée chez les enfants, et qu'il était impossible de prévoir qu'elles prendraient une telle importance.

Le médecin a le droit et le devoir, j'espère vous l'avoir montré en peu de mots, d'être éducateur, non seulement éducateur pour la collectivité en vue d'une vie saine, mais aussi d'influencer de manière décisive l'éducation des individus anormaux. Il doit être capable de donner des conseils et de l'aide en s'appuyant sur son regard clair sur les interactions de la nature, sur sa compréhension, et ainsi servir non seulement l'individu, mais aussi la nation.

VIII/ ANTISOCIALITE ENFANTINE : MENSONGES, VOLS, FUGUES (1982)

Le chemin de la socialisation

Tout ce qui est traité dans cet ouvrage est orienté par la biologie de l'enfant, par sa normalité ou sa pathologie du développement. Cela vaut également pour ce chapitre. Normalement, le jeune enfant est totalement égocentrique, cherchant sans scrupule à satisfaire ses pulsions, d'abord en pleurant, puis, une fois que ses fonctions motrices ont mûri, en étendant largement ses activités. Le chemin que l'enfant doit parcourir pour devenir un membre de la communauté humaine est très laborieux. Si l'être humain, selon Aristote, est un être vivant qui crée des communautés, il ne naît pas en tant que tel, mais il se développe progressivement et laborieusement pour en devenir un, façonné par l'autorité de son entourage. Il est donc absurde, d'un point de vue biologique, lorsque Alexander Neill déclare dans son livre autrefois célèbre, « Summerhill : A Radical Approach to Child Rearing », qu'il faut remplacer l'autorité par la liberté dans l'éducation. Mais comment l'enfant peut-il vraiment être « libre » lorsqu'il n'a pas encore développé ses mécanismes d'inhibition et qu'il n'a pas suffisamment d'expérience ? Pour cet être humain qui n'est en rien soutenu par des régulations instinctives, ce serait une cruauté de le pousser trop tôt dans une liberté apparente. L'éducation, plus transmise par l'autorité vécue que par l'autorité prêchée, est pour lui une nécessité biologique ! L'objectif de socialisation commun à tous est de s'engager avec les autres, de prendre en compte leur bien-être, de refouler les

125

désirs égoïstes. Certes, un motif important est une sorte d'altruisme supérieur : on est récompensé en recevant plus qu'on ne donne, on échange le respect et l'amour des siens contre ce qu'on se refuse d'abord. Prenons un exemple. Que se passe-t-il, demandons-nous, chez un enfant de deux ou trois ans lorsque lui et sa mère réussissent l'apprentissage de la propreté ? Nous pouvons croire Sigmund Freud lorsqu'il dit que l'émission incontrôlée des selles et de l'urine est associée à des sensations de plaisir pour le tout jeune enfant. Cependant, lorsque l'enfant apprend à maîtriser ces fonctions - et renonce à ce plaisir primitif -, il échange l'amour, le respect et la fierté de sa mère contre cette abnégation et est ainsi récompensé à un niveau supérieur. La recherche de l'amour - ou la crainte de la privation de l'amour maternel - conduit l'enfant sur le chemin de l'obéissance. Mon professeur F. Hamburger a fait une distinction très pertinente entre l'obéissance à l'interdit, qui se manifeste beaucoup plus tôt, dès la petite enfance, et l'obéissance aux ordres, qui nécessite une capacité de compréhension plus avancée. Ainsi, dans des conditions normales, l'enfant grandit dans un ordre de vie, fait des expériences bonnes et mauvaises, et s'y conforme. Il apprend que les liens humains engagent, que la propriété d'autrui doit être respectée et que l'honneur doit être donné à la vérité. Ce processus d'apprentissage nécessite à la fois des processus de maturation internes (la capacité d'inhibition des pulsions primitives et l'accumulation d'« engrammes » dans le système nerveux central) et un travail effectué par les éducateurs, en particulier par la mère. Si cela ne se produit pas, le phénomène de négligence se manifeste. Il est intéressant d'examiner l'origine de ce mot, qui provient de l'ancienne langue : « diu wäre » signifie « protection, garde » contre le malheur ; le préfixe « ver-» signifie le contraire, « privé de protection ». Celui qui est privé de protection contre le malheur est précisément abandonné à son sort. Ici aussi, il est vérifié que l'éducation doit se dérouler « au bon moment », dans cette « phase sensible » de la petite enfance, qui ne doit pas être négligée car ces négligences sont difficiles à rattraper plus tard. Les études impressionnantes de Bowlby et René Spitz sur « la déprivation précoce » le prouvent.

Infantilisme

Qu'est-ce qui cause donc une antisocialité, une incapacité à se conformer aux normes sociales ? Tout d'abord, il convient de mentionner le retard de maturation, l'infantilisme. Les personnes infantilistes sont souvent structurées par leur défaut de manière à être facilement reconnaissables dans leur anormalité : les proportions, tant dans le grand que dans le petit (par exemple le visage et le crâne), restent longtemps enfantines, la dentition est retardée ; la mimique est trop « ouverte » ; l'enfant n'a pas encore appris à se distancer - et cela se remarque clairement dans sa psychomotricité : le regard, en particulier, montre que l'enfant ne peut pas maintenir ses distances avec les autres, il les illumine de sa présence, s'adapte trop facilement à tout, est totalement « ouvert au monde » (Wilfried Zeller a bien décrit cela - il oppose à cela comment la distance, la critique de l'évidence, qui est un trait caractéristique de la maturité scolaire et professionnelle, peut déjà se manifester dans le regard de l'enfant, un trait important pour les personnes expérimentées dans ce domaine). De la même manière, un enfant aussi immature saisit immédiatement et sans souci tout ce qui est à sa portée et tente de s'en emparer, portant ainsi atteinte aux droits de propriété d'autrui. Il existe de nombreuses possibilités : du « grappillage » similaire à celui de la pie des choses utiles et inutiles qui disparaissent dans les poches mystérieuses d'un garçon, jusqu'aux vols apparemment bien réfléchis, où tous les obstacles sont surmontés de manière raffinée, les occasions sont repérées et exploitées.

Troubles cérébraux

Si certains, en raison de leur constitution, sont prédisposés à des comportements antisociaux, les personnes atteintes de troubles cérébraux présentent des difficultés encore plus grandes, voire souvent insurmontables, pour se socialiser. Nous devons nous appuyer sur ce qui a été dit dans les chapitres « Syndrome psychologique exogène de la petite enfance » et « Lésion cérébrale minimale » sur les troubles de l'activité de ces enfants. Nous avons parlé d'un « défaut d'engrenage » : au moment de la décision, les expériences, les évaluations supérieures, les inhibitions nécessaires n'interviennent pas correctement, l'action se déroule de manière « court-circuitée » et entraîne de graves conséquences, malgré parfois une compréhension intellectuelle réelle, malgré un véritable repentir après l'acte. Nous avons également décrit le mauvais pronostic de ces troubles de la personnalité. Ceux qui sont en retard dans leur maturation, les personnes infantiles, et ceux qui sont atteints de troubles cérébraux sont deux types de personnes qui semblent être particulièrement prédisposés à sombrer dans la dissocialité. Maintenant, il faut parler des facteurs environnementaux et de leur interférence avec les traits de personnalité qui entravent la socialisation.

<u>**Le vol**</u>

Comme l'une des nombreuses causes du vol chez les enfants, nous mentionnons d'abord la mentalité de consommation moderne, qui est inculquée en permanence aux enfants par les médias de masse, en particulier la télévision (la psychologie publicitaire utilise des moyens sophistiqués, et les enfants sont complètement impuissants face à cela). Cependant, cela entraîne souvent un conditionnement des enfants aux délits de propriété. Les parents qui sont eux-mêmes sous l'emprise de cette mentalité doivent être conscients - et prendre les précautions appropriées - qu'ils sont eux-mêmes complices lorsque les enfants s'approprient des choses qui ne leur appartiennent pas, animés par une avidité excessive. Bien sûr, il y a des degrés de gravité dans le vol, dans l'évaluation des adultes et dans la conscience des enfants. Il n'est pas considéré comme aussi grave si un enfant prend de l'argent dans le portefeuille de son père ou de sa mère : « Ce qui appartient aux parents m'appartient aussi ! ». C'est encore pire lorsqu'un enfant vole des camarades de classe, et pire encore lorsqu'il vole des étrangers. Les vols dans les grands magasins constituent une « zone intermédiaire » particulière : le terme « magasin en libre-service » prend alors un double sens macabre - tout semble être là, très tentant, prêt à être pris ; parfois, les enfants sont animés d'une ambition sportive à réussir avec leur habileté. Il y a souvent une compétition entre ceux qui sont similaires, un élément qui supprime les inhibitions, et il y a aussi une collaboration habile entre l'exécutant et l'observateur, également dans une compétition « noble ». Les dommages peuvent être importants, l'habitude de voler, qui peut conduire à une véritable dépendance, joue un rôle important : le vol devient un plaisir. Chez les plus âgés, qui ont déjà une certaine distance critique par rapport au monde, un sentiment de triomphe peut apparaître à l'égard d'une vision du monde qui considère la possession et la jouissance comme le plus grand des biens (quelle que soit la clarté ou l'obscurité de cela dans l'expérience d'un enfant).

Délinquance en série

Dans ce contexte, nous considérons la constatation suivante comme importante, tant pour l'enfant, l'adolescent que pour l'adulte : les séries de vols ont tendance à se poursuivre jusqu'à ce qu'il y ait une découverte, une catastrophe. On reproche alors au coupable (et même au procureur, si l'affaire est portée devant les tribunaux) : il est particulièrement blâmable de continuer sans cesse la série de ses délits au lieu de s'arrêter de lui-même. Cependant, cela n'est pas humainement compréhensible. De telles séries se poursuivent presque automatiquement selon une logique interne ; ce n'est que lorsque la découverte éclaire tout le sombre déroulement des événements comme un éclair, qu'une véritable réflexion, une « catharsis », une purification peuvent avoir lieu.

Oui, cela peut offrir tout ce qui suit un tel événement : découverte, procédure pénale, confrontation avec les personnes et les normes, des impulsions importantes pour le développement de la personnalité. C'est si important que les poètes l'ont souvent traité dans leurs représentations humaines, notamment dans leurs autobiographies, comme Gottfried Keller dans « Le jeune Henri » ou Thomas Mann dans plusieurs de ses œuvres. De cette manière, le caractère inéluctable de ces expériences tout au long d'une vie est mis en évidence, mieux que ce qui serait possible dans des débats scientifiques.

Prévision

Cela nous amène à la question de la prévision de telles activités dissociales chez les enfants. D'après notre expérience, dans les cas où aucune des anomalies de personnalité décrites ci-dessus n'est présente, la prévision est généralement favorable ; les inquiétudes des parents qui envisagent déjà un avenir criminel pour leurs enfants qui ont déjà volé ne se réalisent généralement pas ! De manière physiologique, la compréhension et la capacité de suivre les décisions basées sur cette compréhension se développent chez les jeunes et finissent par garantir une adaptation sociale, se comportant conformément aux exigences de la communauté.

Il faut cependant être conscient du fait que cette « couche culturelle » qui est censée se développer chez l'individu sur le plan phylogénétique et ontogénétique n'est pas très stable : dans des situations extrêmes, en temps de guerre et de révolution, en cas de grande détresse, même chez les adultes, il n'y a pas de concept de propriété ; seuls quelques-uns échappent à l'attraction de jeter les ordres moraux ! Il convient également de mentionner que la majorité des personnes - si on leur demande des décennies plus tard ce qu'elles ont fait quand elles étaient enfants - ont complètement oublié ces choses.

Vérité et mensonge

L'autre partie de ce chapitre, la problématique de la vérité et du mensonge, doit également être envisagée à partir de la biologie du développement si l'on veut suivre la réalité de l'enfant.

Si un enfant, entre deux et quatre ans, a appris à « maîtriser » la langue, il est également conscient du pouvoir que cela lui confère : selon le récit biblique, Adam a pris le contrôle du monde en donnant des noms aux choses qui l'entouraient, en leur donnant des mots ! La langue a une vie propre chez l'enfant : ce qui se développe en termes d'idées et de désirs en lui n'est pas strictement séparé de ce que les adultes appellent réalité. Pour lui, l'imagination est tout à fait réelle. C'est dans les contes de fées, c'est dans le jeu de rôle des premières années de la petite enfance qu'il se sent « chez lui », sans faire de distinction ni de séparation avec la réalité. Il ne fait aucun doute que cette phase « illusionniste » de la petite enfance est d'une grande importance pour le développement de la personne : elle permet à l'enfant d'acquérir des images de la vie dont il a besoin, en particulier pour son domaine émotionnel (et il serait certainement erroné pour l'éducateur de vouloir influencer l'enfant dans le sens d'abandonner prématurément ses créatures imaginaires au profit de réalisations conformes à la réalité, par exemple par le biais de certaines méthodes d'apprentissage précoce !). Cependant, c'est une étape importante de maturation lorsque la pensée et la parole de l'enfant se rapprochent de la réalité - cela correspond approximativement à l'âge de l'école et de la maturité professionnelle. Bien sûr, il y a une grande variabilité dans le temps et la manière de s'adapter, et bien sûr, le modèle familial de vérité joue également un rôle décisif.

Cependant, les éducateurs ne doivent en aucun cas reprocher à l'enfant de ne pas se sentir lié à « notre » réalité dans son discours, mais ils doivent le comprendre et l'accepter comme une étape de développement nécessaire de l'enfant.

Déclarations enfantines et leur évaluation

Cependant, cela peut devenir dangereux lorsque l'on adopte une attitude non critique à l'égard des expressions linguistiques du jeune enfant, ce qui arrive malheureusement assez souvent si l'on ne comprend pas que l'enfant, dans sa « phase illusionniste », utilise la même langue que les adultes, mais que son discours exprime quelque chose de complètement différent. Et c'est particulièrement dangereux lorsque l'adulte commence à poser des questions lorsque l'enfant rapporte une « expérience », sans se demander comment ses questions peuvent avoir un effet suggestif sur l'enfant, qui peut être amené - généralement sans aucune intention malveillante au départ - à inventer des histoires tout à fait absurdes.

L'enfant réalise immédiatement qu'il est pris au sérieux, se sent au centre d'une sensation - et laisse son imagination s'épanouir. Des détails sont apportés, en partie à partir des questions, mais aussi à partir de son propre « matériel », dont certains peuvent faire croire à certaines personnes que « un si petit enfant ne peut pas inventer de telles choses ! ». Cela peut conduire à des conséquences tragiques lorsqu'un enfant se retrouve soudain au centre d'une affaire sexuelle : un homme plus âgé est accusé d'avoir abusé sexuellement d'une petite fille. L'enfant puise le « matériel » nécessaire (avec des détails étonnants) dans des expressions qu'il a entendues par hasard - encore une fois, on ne le croit pas, ce que peut comprendre un enfant dans les conversations des adultes ; mais beaucoup de choses sont alors « suggérées » à l'enfant une fois que l'affaire est en cours. Ainsi, un innocent peut réellement se retrouver en danger de subir de graves préjudices dans les méandres de la justice, à moins qu'un expert familier de ces problèmes ne remette les choses en perspective.

De la même manière que dans la première partie de ce chapitre, où il était question du respect de la propriété, l'enfant mûrit également pour adapter son discours aux faits réels et assumer la responsabilité de la vérité (« rendre hommage à la vérité », comme on le dit joliment dans une formulation aujourd'hui un peu désuète). Certes, cela implique un renoncement douloureux de la part de l'enfant. Cela est également perceptible dans le début d'un conte de fées des frères Grimm : « Il fut un temps où les souhaits étaient encore exaucés... » ; et cela fait partie de ce que Sigmund Freud a appelé le « malaise dans la culture ».

Il est certes rare qu'un jeune enfant puisse causer des problèmes avec ses fantasmes. En général, les parents peuvent se réjouir de leur enfant qui joue avec la réalité. Ils peuvent avoir confiance en le fait que cela se transformera en temps voulu, se développera et finalement se traduira par une reconnaissance de la réalité par l'enfant. Il est possible d'exercer de la patience dans ce processus - car savoir attendre est une grande compétence de l'éducateur. En aucun cas, on ne doit éveiller des sentiments de culpabilité chez l'enfant en lui lançant des accusations zélées selon lesquelles il serait un menteur.

« Mensonges » infantiles

Dans ce domaine également, il y a un infantilisme du développement de la personnalité, qui est dangereux lorsque les facultés de pensée et de parole avancées sont mises au service des fantasmes de l'enfant, de sorte que ce qui est avancé semble très parfait et peut vraiment tromper l'environnement. Cela nécessite alors une bonne critique, une comparaison consciencieuse avec des faits objectivement vérifiables, afin d'arriver à une évaluation fidèle à la réalité.

Il faut éviter de moraliser, de porter un jugement moral sur toutes ces fantaisies enfantines ; cela ferait beaucoup de tort à l'enfant. Cependant, il est également normal qu'un enfant qui a fait quelque chose qui contrevient aux règles cherche à se disculper, voire à mentir, en atténuant ses méfaits. C'est une forme de protection nécessaire que l'enfant apprend normalement assez rapidement. (Il va sans dire que l'éducateur ne doit pas tomber dans le panneau et qu'il doit chercher à découvrir ce qui s'est réellement passé !) Mais une fois que l'ordre des choses est rétabli, on ne devrait pas en vouloir beaucoup à l'enfant pour un tel comportement, on devrait comprendre que cela est nécessaire pour l'affirmation de soi dans la vie.

Autres comportements pathologiques

Ce qui se distingue nettement en tant que comportement pathologique de ce « comportement normal », c'est lorsque l'enfant - et nous incluons ici les enfants atteints de « troubles instinctifs » - n'est pas en mesure de se sauver avec des mots lorsqu'il est acculé, mais qu'il dit ouvertement tout ce qu'il a fait, et qu'il ne cherche même pas à dissimuler ce qui pourrait le charger (il donne même des détails que les autres ne connaissent pas encore).

Les éducateurs qui ne sont pas eux-mêmes sûrs de leurs instincts croient devoir évaluer positivement moralement un tel comportement : l'enfant voit bien à quel point il a mal agi ; cette « prise de conscience » devrait aussi conduire à l'amélioration pour l'avenir de tous ! Malheureusement, ce n'est pas le cas en réalité. Ces « purs naïfs » continuent constamment à faire des erreurs, ils se retrouvent constamment dans des situations pénibles dont ils ne peuvent pas s'échapper.

Mais même à un jeune âge, il y a déjà des mensonges malveillants, des diffamations pour nuire à autrui - que ce soit pour rejeter sur les autres ce que l'on a fait soi-même, ou tout simplement par pure méchanceté (chez les enfants autistes - voir ce chapitre ! - nous trouvons de tels événements qui attestent de la nature abyssale de ces types).

Les mensonges des caractères hystériques ont une coloration particulière - ils doivent être décrits dans ce chapitre.

Thérapie pédagogique

Cela nous amène à la problématique thérapeutique et éducative : comment l'éducateur doit-il se comporter vis-à-vis de l'enfant qui ne dit pas la vérité ? Indéniablement, l'éducation était trop dure, trop répressive, trop déterminée par les conceptions morales des adultes qui n'étaient pas adaptées à l'enfant, sans comprendre que le jeu libre de l'enfant avec son imagination est une étape nécessaire de son développement.

Certes, le bon père, la bonne éducatrice offriront à l'enfant du matériel pour ses jeux imaginaires et lui donneront des stimulations (le dicton de Nietzsche s'applique également ici : « Dans l'homme juste, vit un enfant qui veut jouer ! » Et combien de trains électriques sont achetés parce que c'est avant tout le père qui veut jouer !).

Mais le père montre, plus par son attitude que par une demande prêchée, qu'il tient à la réalité et à la vérité - s'il le fait réellement ! Les adultes ne se rendent souvent pas compte à quel point ils utilisent quotidiennement des mensonges pour échapper facilement à des situations désagréables, à quel point ils aiment médire sur les autres. Alors, il est probablement inefficace de demander aux enfants de faire des exigences que l'on ne remplit pas soi-même dans sa vie. L'éducation à la vérité doit être menée avec précaution : en maintenant une distance critique par rapport à ce qui est présenté, en recherchant patiemment ce qui était réel, en montrant que « les mensonges ont de courtes jambes » et que seule la vérité et la réalité ont une durée. Cela ouvre ainsi l'espace de liberté accessible à l'homme, but de l'épanouissement de la personnalité. Lorsque l'on oppose la parole biblique : « La vérité vous rendra libres » et la parole de Hegel : « La liberté est la compréhension de la nécessité », on reconnaît que les deux veulent dire la même chose : un objectif élevé à atteindre avec toute la raison et tout le cœur.

La fugue

La fugue, la fuite de la maison est également un événement motivé par des motifs très divers, réalisé par des caractères très différents.

Il y a ceux qui sont impulsifs et dépourvus d'inhibition (souvent en raison d'un trouble cérébral) qui s'enfuient de chez eux sans qu'il n'y ait réellement de raison, sans qu'il y ait eu de conflit plus profond auparavant. Même s'ils semblent être attachés à leur famille à certains moments, ces conditions ne suffisent pas à les retenir. Rien n'est planifié, rien n'est préparé, rien n'est emporté, ce dont on aurait besoin pour un tel projet. Tout se fait par une décision soudaine, mais cela se fait très habilement, les obstacles sont surmontés avec facilité (nous avons pu observer directement comment un tel garçon s'est enfui de la station d'éducation spéciale : rien ne s'était passé auparavant qui aurait pu expliquer l'événement ; tout à coup, il y a eu un éclair dans ses yeux - et il est parti ! Impossible de l'arrêter ou de le rattraper).

La fugue brutale est également un symptôme bien connu des états de conscience crépusculaires épileptiques. L'expression « état crépusculaire » est appropriée. Ce n'est pas la lumière claire de la conscience dans laquelle des actions pleinement responsables se déroulent, mais plutôt un « crépuscule » de différents degrés d'obscurcissement ; cela peut entraîner des événements qui semblent encore assez rationnels - par exemple, quelqu'un achète un billet de train à la gare, indique une destination spécifique, monte dans un train, mais ensuite, une fois l'état anormal terminé, se retrouve désorienté dans une région inconnue, sans savoir comment il est arrivé là. Ce n'est que par une observation très attentive que l'on remarque qu'une telle personne se trouve dans un état de conscience anormal. Dans l'électroencéphalogramme (EEG), on trouve des séries de potentiels de crise lors de ces états, qui durent souvent longtemps. Cette forme de fugue n'est pas motivée de l'extérieur, elle ne précède aucun conflit. Seul l'état cérébral anormal met quelque chose comme ça en marche.

Le diagnostic peut être vérifié par l'EEG et, « ex juvantibus », par le succès d'une thérapie antiépileptique. Cette forme d' « attaques » épileptiques a son « typage en fonction de l'âge » : elle n'apparaît qu'à l'âge scolaire ultérieur et chez les adolescents.

Parmi ces états assez anormaux, il y a clairement des cas de fugue motivés par la situation de l'enfant. Une raison fréquente est la peur, souvent liée à l'école. On n'ose pas faire face aux exigences : demain, un travail scolaire menace, ou il y a déjà une mauvaise note dans le cartable et on n'ose pas rentrer chez soi, ou une tâche importante n'est pas accomplie. Dans de telles situations, on peut voir à quel point la peur peut tenir un enfant dans ses griffes, à tel point qu'aucune réflexion n'intervient plus pour réguler la situation. L'enfant sait très bien que ce qu'il fait est très déraisonnable - et pourtant, il fait l'irrationnel : cela est essentiel pour la véritable névrose d'angoisse. Sous la souffrance et les reproches qu'il se fait, l'enfant s'enfuit de chez lui - ce foyer brille maintenant dans l'esprit de l'enfant sous la plus belle lumière, comme le paradis perdu : comme il y ferait chaud, comme ce serait beau si tout le monde était assis à table à la maison ! Le garçon grelotte la nuit dans les décombres d'un chantier ou au bord de la forêt, il a peur de tous les bruits, des apparitions fantomatiques se manifestent ; mais il ne décide pas de rentrer chez lui.

Des choses très différentes peuvent se produire : la faim et le désir de rentrer chez soi deviennent insupportables - et on finit par rentrer chez soi en tant que fils prodigue - ou l'enfant est intercepté, le pouvoir d'agir lui est retiré, et il en est heureux ! Un tel événement a même la chance d'avoir un effet « cathartique », de mettre en mouvement une amélioration de toute la situation : l'enseignant qui remarque avec effroi tout ce qui aurait pu se produire décide de faire preuve de plus de compréhension envers l'enfant et les parents cherchent à changer, à s'adapter davantage ; et l'enfant a appris ce qui était faux, comment on pourrait faire mieux. Ainsi, il peut tirer de véritables impulsions de maturation de l'événement effrayant. Celui qui a vécu avec un enfant le sentiment de soulagement, voire d'élévation, une prise de conscience plus profonde de soi-même après un tel événement, comprend ce que signifie dans la philosophie chrétienne le terme de « felix culpa », le « péché heureux » : bien que le péché et la culpabilité doivent être évités, cela peut se terminer si bien par la grâce qu'une personne devient meilleure, plus heureuse (felix) après la culpabilité qu'elle ne l'aurait pu sans elle.

Enfin, il y a aussi la fugue planifiée, par curiosité, mûrement réfléchie et préparée, parfois avec un ou plusieurs camarades. C'est là qu'il convient de parler de la camaraderie des garçons qui se regroupent pour agir ensemble, pour fuguer ou voler. Cela se produit surtout à l'adolescence, où des « gangs » dangereux se forment, mais aussi déjà chez les enfants.

Les lois selon lesquelles de telles formations de groupe se produisent sont complexes. Certes, les garçons ont beaucoup de choses en commun. Ils viennent tous d'un milieu en déliquescence - ce qui ne signifie certainement pas qu'ils appartiennent aux « couches » sociales inférieures de notre société moderne. Ils viennent souvent de milieux très aisés, mais la stabilité et la cohésion de la famille sont toujours perturbées, il y a la situation funeste de la déchéance du luxe, tout aussi grave que la déchéance de la misère ! Mais dans les qualités de caractère, les enfants et les adolescents qui se rassemblent pour des actions dissociales sont très opposés - et c'est précisément pour cette raison qu'ils se trouvent mutuellement. Un garçon peu vital, inactif et sans repères a besoin d'un chef qui lui donne ce qu'il doit faire, qu'il suit ensuite sans volonté ; de même, le garçon avec des qualités de chef a besoin d'autres personnes qui le suivent, sur lesquelles il exerce son pouvoir. Souvent, ce n'est même pas le meneur qui accomplit l'acte, mais plutôt les passifs sans impulsions propres. Et dans chaque cas individuel, il y a d'autres qualités de personnalité qui lient les individus les uns aux autres, qui doivent être découvertes si l'on veut clarifier les motifs et offrir une aide personnelle.

Cependant, ces expériences montrent clairement que les expériences n'arrivent pas au hasard à une personne et ne la façonnent pas ; il y a des relations réciproques entre l'expérience et la personnalité. L'individu façonne ses expériences de la même manière que celles-ci façonnent l'homme. Les deux, l'expérience et la personnalité, se combinent pour former une unité supérieure.

La fugue des enfants est généralement le résultat d'une longue histoire tragique. Cela montre que l'enfant en question a été privé de beaucoup de choses au cours de son développement, en particulier de l'enracinement dans une famille. La seule véritable solution consisterait pour les parents à réfléchir à leur tâche, à s'occuper davantage de l'enfant, peut-être même à se réunir à nouveau, à redonner un sens à leur communauté. Cependant, souvent, cette voie n'est plus praticable, trop de choses ont été détruites et épuisées dans la situation familiale. On essaie alors d'autres mesures, comme un placement en institution.

L'avantage d'une telle administration réside dans le fait que l'enfant est protégé de lui-même, qu'il est donné le temps de mûrir, que les moyens d'une bonne guidance éducative peuvent être utilisés. Mais ces dernières années, il est devenu évident que le placement en institution peut également avoir des inconvénients considérables. Dans un groupe trop grand et trop homogène (composé uniquement d'enfants du même âge), il n'est pas possible de développer des relations interpersonnelles normales avec une personne de référence stable ;

l'institution est très isolée de la réalité du monde, ce qui rend plus difficile l'intégration dans celui-ci. Cela devient particulièrement grave lorsque le placement en institution doit être changé en raison de difficultés de comportement, voire plusieurs fois.

IX/ ENFANT ET ANXIETE (1982)

La loi biologique de l'anxiété

Les problèmes d'anxiété chez les enfants plongent dans la profondeur de l'existence humaine. Il n'est pas si simple d'analyser et de traiter la peur dans tous les cas. Non : la peur fait partie de l'être humain ! Le mot de Térence reste valable pour tous les temps : « Je suis un homme, rien de ce qui est humain ne m'est étranger » - et cela inclut essentiellement la peur, comme le prouve le vers de Goethe : « Le frisson est la meilleure part de l'humanité ». On pourrait avancer l'idée que la peur est liée à tous les principaux stades de développement de l'enfant selon une loi biologique. Un exemple serait la « peur des huit mois » chez les très jeunes enfants, comme l'a décrit René Spitz (mais selon nos propres observations, elle peut également se produire beaucoup plus tôt, vers cinq mois) : l'enfant, qui était ouvert et amical envers tous les visages humains au cours des premiers mois de sa vie, réagit maintenant soudainement avec crainte et rejet lorsqu'un visage étranger lui apparaît, réagissant de manière « sthénique » avec des hurlements en colère et des coups de pied, puis de manière "asthénique" en se retirant. Nous sommes convaincus que cette peur est en corrélation causale avec une progression du développement : la personne enfantine « gagne en contours », une conscience de soi émerge - « je suis moi, et tu es à l'extérieur ! » et cet « extérieur » semble étrange et dangereux jusqu'à ce que l'étranger ait gagné la confiance de l'enfant en attendant patiemment, en l'approchant avec des expressions amicales. Dans les régions du sud de l'Allemagne, cet événement est également appelé « étranger » (l'enfant « se sent étranger ») et cela décrit bien ce qui se passe chez l'enfant.

Dans le développement ultérieur de l'enfant, il existe des peurs similaires qui se déroulent de manière similaire et sont causées de manière similaire : parallèlement aux poussées de maturation de la personne, à l'acquisition de la compréhension linguistique, à la connaissance du monde. Cependant, cette prise de conscience croissante du monde n'est pas seulement agréable pour l'enfant : il se rend compte de la quantité de choses étranges et dangereuses dans le monde, d'autant plus qu'il les vit souvent de manière « magique » (le monde magique des contes de fées est en effet adapté à l'enfant à toutes les époques et dans toutes les cultures !).

Cependant, dans des circonstances normales - c'est-à-dire lorsque l'enfant a une constitution saine et est bien intégré dans son environnement familial - « ce qui sauve grandit aussi » (Hölderlin) : l'enfant fait l'expérience qu'il peut surmonter les dangers, il a confiance dans la protection de ses proches et s'y accroche - et ainsi, il dépasse la peur. Il n'est pas rare d'observer qu'un enfant traverse plusieurs phases de peur au cours de sa petite enfance et en émerge généralement avec un développement supérieur.

On peut supposer que ce développement est signifiant, que la peur surmontée - et pourtant toujours présente - est étroitement liée à la spontanéité et à la créativité de l'être humain, qu'elle est un puissant « motif de perfection ». Les poètes, qui sont les meilleurs interprètes de l'existence humaine, l'ont décrit de manière impressionnante, comme Rilke dans son poème « Enfance » : « La peur de l'école et le temps qui s'écoule » et « ô tristesse sans sens, ô rêve, ô horreur ». La « fonction motrice » de la peur est décrite de manière saisissante dans les sonnets de Michel-Ange, dans le « Palestrina » de Hans Pfitzner - et surtout dans l'œuvre entière de Søren Kierkegaard, ainsi que dans les écrits des philosophes existentialistes, dont Kierkegaard est le « précurseur ».

Facteurs constitutionnels

Cependant, tous les enfants ne suivent pas le chemin « normal » - et c'est alors qu'ils ont besoin d'une aide psychothérapeutique. Ce sont les « primitifs en bonne santé », qui sont bien « fusionnés » (intégrés) avec eux-mêmes et le monde, qui sont le moins tourmentés par la peur et qui se sentent en sécurité « chez eux », qui savent bien s'y prendre avec le monde ; ils ne remarquent pas vraiment ce qui est profond et étrange en lui.

Ce sont les enfants différenciés, plus finement organisés, plus sensibles, qui sont beaucoup plus enclins à l'anxiété ; on a l'impression que leur système nerveux est un instrument trop délicat qui se déséquilibre facilement - et cela provoque la peur ! Il peut s'agir de processus internes qu'ils enregistrent avec une auto-observation excessive et trouvent tourmentants, par exemple les battements de cœur (est-ce qu'il va s'arrêter maintenant ? - et cela peut effectivement provoquer des arythmies) ou une micropsie (les choses du monde extérieur semblent anormalement petites) ou d'autres processus corporels. Une telle « intellectualisation » ou « problématisation » perturbe souvent les processus autonomes et inconscients - Hamburger parle de « névroses d'attention ». Ces enfants ne se sentent pas « chez eux » dans leur propre corps - ils sont souvent grotesquement maladroits, ils n'ont pas de « schéma corporel » - et ce qui se passe dans leur corps leur est étrange, étrange et effrayant.

Les événements du monde extérieur sont souvent vécus de manière inquiétante par ces enfants hyperdifférenciés : les phénomènes naturels, les orages (et ils savent aussi très tôt que cela peut être réellement dangereux, et ils insistent pour avoir un paratonnerre là où ils vivent), mais surtout l'obscurité et les faibles impressions auditives et visuelles qui sont si différentes dans l'obscurité (comme le craquement des meubles ou la lueur qui passe par la fenêtre) ; les animaux, les chiens et les insectes deviennent également étranges, et les dangers qu'ils présentent sont surestimés de manière superstitieuse ; enfin, les processus techniques incompris, comme le bruit des toilettes.

<u>Facteurs externes</u>

Nous avons précédemment expliqué que les enfants peuvent être prédisposés à l'anxiété et en être affectés de manière accrue en raison de leurs caractéristiques psychiques innées. Maintenant, il est nécessaire de parler des causes qui résident dans l'environnement, en particulier dans le milieu éducatif. Il n'est pas vrai - ou du moins pas totalement vrai - que les événements extérieurs sont toujours la cause de l'anxiété chez l'enfant, comme le croient généralement les parents, surtout les mères, même si des événements impressionnants sont souvent rapportés.

Il faut plutôt se demander : les expériences ne viennent-elles que « de l'extérieur » à l'être humain, simplement envoyées par le hasard ? Ou n'y a-t-il pas une disposition interne à vivre certaines expériences, déterminée, du moins en partie, par les caractéristiques psychiques préexistantes ? En ce qui concerne la problématique de l'anxiété, n'est-il pas vrai que l'anxiété préexistante attire littéralement certaines expériences ? Un exemple typique : est-ce la faute du chien si l'enfant ressent une anxiété prolongée après avoir été aboyé ou mordu par lui ?

Mais n'est-il pas plutôt vrai que c'est par son comportement anxieux que l'enfant a provoqué la réaction du chien ? L'enfant normal s'approche librement et avec confiance de l'animal - et le chien répond avec confiance, amitié, à moins qu'il ne soit un chien psychopathique ! Et vice versa : l'enfant sûr de lui traverse les dangers, souvent sans les remarquer - cela est magnifiquement décrit dans le conte « Celui qui partit apprendre la peur ». Nous avons essayé de décrire les racines endogènes du comportement anxieux (il convient de noter que dans de nombreux cas, une transmission héréditaire, généralement du côté de la mère, est évidente). Maintenant, il faut parler des causes liées à l'environnement, à l'éducation.

La plus grande importance réside sans aucun doute dans l'absence ou la perte de relations affectives, en particulier au cours de la petite enfance. Nous avons décrit au début de ce chapitre l'interférence entre la reconnaissance du danger et de l'étrangeté dans le monde - et l'établissement de l'équilibre, de la confiance qui se rétablit constamment lorsque l'enfant trouve le terrain propice à son enracinement dans le monde. Il est terrible pour un enfant de ne pas disposer des conditions de santé mentale en raison d'un accident ou d'une défaillance humaine.

Bowlby et René Spitz ont décrit ces conditions de manière bouleversante comme un « syndrome de privation » - l'insécurité profonde, la peur, le déracinement, la perturbation des relations interpersonnelles qui marquent ces personnes tout au long de leur vie.

Le sort des orphelins de divorce est un océan de souffrance qui se répand dans notre époque, où les anciennes valeurs sont en grande partie en ruines. Très tôt, bien avant que le divorce et la séparation officiels des parents ne soient prononcés, des luttes éclatent, détruisant le sol sur lequel l'enfant aurait pu s'enraciner dans le monde, tel que nous l'avons décrit. Les tensions sexuelles non résolues, qui deviennent apparentes pour l'enfant même si on essaie de les lui cacher, sont une source de son anxiété (contrairement à l'éducation sexuelle efficace par l'expérience de l'amour des parents !).

Une fois que la séparation des parents a eu lieu, les luttes se poursuivent en règle générale, les anciens partenaires ne surmontant que rarement leur déception. Et même s'ils s'efforcent de ne pas impliquer l'enfant, celui-ci perçoit les regards et les « mots à demi-dits » de l'un des parents, qui lui font comprendre la situation entre les deux. Et il est inévitablement impliqué dans la lutte. Il y a une bataille pour l'affection de l'enfant, on l'achète avec des cadeaux et des promesses. Mais comment un jeune enfant peut-il trouver sa propre position dans une telle situation ? Une grande insécurité est inévitable. Et de manière terriblement fréquente, l'un des parents, généralement celui chez qui l'enfant est pris en charge, utilise l'enfant comme une arme impitoyable dans une lutte contre l'autre parent, le remplit de haine à son égard (et la haine est un « assassin de l'humanité » !). A. Portmann parle dans ce contexte d'« héritage social » : il n'y a pas seulement un héritage "génétique" (transmis par les chromosomes), mais il y a aussi une transmission d'un comportement social central aux descendants,

« comme un héritage » - et ensuite un destin de vie suit le cours de la situation vécue. Dans le sens de cet héritage social, l'orphelin de divorce est gravement perturbé dans ses relations interpersonnelles, tourmenté par l'anxiété tout au long de sa vie et incapable, à long terme, de mener une vie conjugale épanouie. Ainsi, ceux qui ont connu ces problèmes constatent que les parents, voire les grands-parents des orphelins de divorce, proviennent également de mariages brisés. Et aucune décision judiciaire aussi bien fondée soit-elle, aucun conseil médical, psychothérapeutique aussi avisé, ne peut vraiment aider de tels enfants ; leur malheur est incurable !

Surprotection

La situation décrite précédemment est un exemple extrême du manque d'attention émotionnelle appropriée envers un enfant, résultant des conflits haineux entre les parents, ce qui ne peut que conduire à une grave insécurité et anxiété pour l'enfant. Cependant, l'excès inverse peut également avoir des conséquences similaires : trop d'attention, trop de sollicitude (la fameuse « surprotection »).

Souvent, en raison de l'anxiété de la mère, afin d'éviter les dangers potentiels pour l'enfant, chaque occasion de se prouver, de devenir autonome, lui est enlevée. Ainsi, le jeu entre l'exploration de l'inconnu (même s'il peut être effrayant) et la mise à l'épreuve, l'exercice des propres forces avec toute la « joie fonctionnelle » qui y est associée, est perturbé, ce qui est pourtant le moyen le plus efficace de lutter contre la peur innée.

Et de la même manière que les enfants qui souffrent de « privation » d'amour ont une prédisposition accrue à l'anxiété, ceux qui sont traités avec une « surprotection » excessive sont également plus enclins à l'anxiété, ils entrent dans la vie affaiblis, incapables de faire face. Dans les deux cas, il manque une reconnaissance de l'indépendance de l'enfant.

Dans le dilemme de trouver le juste milieu entre ces deux opposés, voici probablement la clé : respecter l'enfant en tant que personne, n'appartenant à personne en particulier - ce qui est compatible avec la direction et l'accompagnement, avec une autorité exercée correctement.

Revenons maintenant à ce qui a été abordé au début de ce chapitre. Les phases de maturation de l'enfant sont toujours des périodes de prédisposition particulière à l'anxiété. Nous l'avons expliqué pour la « peur de l'étranger » dans les premiers mois de la vie, où une première « prise de conscience de soi » de la personne s'accompagne d'une anxiété spécifique, et les deux phénomènes sont visiblement étroitement liés.

Des choses très similaires se produisent lors des étapes ultérieures du développement de l'enfant. L'exploration du monde par l'enfant, l'acquisition rapide de connaissances transmises par le langage, l'établissement de relations entre les choses, ce qui ouvre également un aperçu de l'inconnu et de l'inquiétant, tout cela apporte une nouvelle anxiété spécifique, surtout chez les enfants prédisposés à l'anxiété endogène (qui sont précisément les plus différenciés, les plus sensibles).

Plus tard, lorsque l'enfant est en bas âge, voire au début de l'âge scolaire, il entre dans des communautés plus larges, la maternelle et l'école. Les liens avec la famille se relâchent, la mère et le père ne sont plus les seules figures de référence (et même cela peut déjà être une source d'insécurité pour l'enfant). Un nouveau royaume formidable s'ouvre à lui : l'apprentissage social devient primordial, la « dynamique de groupe » avec toutes les relations différenciées et complexes entre en jeu.

Et cela a des implications qui peuvent souvent être traumatiques, surtout lorsque l'enfant a des handicaps à surmonter : une maladresse motrice ou même une paralysie cérébrale qui l'empêche de s'affirmer dans les « combats de position », ou un trouble de la régulation des instincts qui l'empêche de trouver le bon mot, la bonne action au bon moment, mais le fait paraître ridicule, en tout cas inférieur. Cela peut plonger l'enfant dans une grande anxiété, jusqu'au refus d'aller à l'école et à la fuite.

Pendant la période scolaire, il ne s'agit pas seulement d'acquérir des connaissances, mais aussi d'éveiller le désir de réussite, l'activité psychique est élevée à un niveau supérieur, guidée et contrôlée par les réalités de la vie.

Les intérêts propres commencent à se développer, le choix professionnel futur semble parfois déjà se dessiner. Dans la majorité des cas, cette évolution est vécue heureusement par l'enfant, et cette phase représente généralement une période de maturation joyeuse et confiante pour l'enfant.

Cependant, dans certains cas particuliers, il existe des menaces internes et externes. Les attentes de performance et les capacités de réflexion et de travail ne sont pas en équilibre. Il se peut que les exigences croissantes en termes de pensée abstraite et logique ne puissent pas être satisfaites, ou qu'il y ait un manque de concentration (la « concentration » sur l'objectif de travail). Le temps passe sans résultat, la participation en classe et les devoirs ne sont pas réussis. De même, la perturbation peut être causée de l'extérieur. L'enseignant n'est pas assez captivant dans sa méthode d'enseignement pour emporter même celui qui était initialement inattentif. Il peut également parler par-dessus la tête de l'enfant en sous-estimant ses capacités, le submerger ainsi dans un sentiment de défaite et renforcer cela par des méthodes punitives, en créant une charge permanente. La situation d'apprentissage à domicile est souvent insuffisante, voire traumatique.

La mère qui travaille n'a pas du tout le temps de bien accompagner l'apprentissage, et le recours le plus souvent choisi, envoyer l'enfant dans un centre d'apprentissage ou l'interner, n'apporte aucun succès : l'enfant, qui aurait besoin d'un encadrement individuel dans la situation individuelle, n'en tire aucun bénéfice lors des cours de groupe. Mais même lorsque la mère se met à disposition pour aider l'enfant à apprendre, cela ne se passe souvent pas bien : précisément parce qu'elle est si étroitement liée émotionnellement à l'enfant, elle ne supporte pas que son chéri travaille si mal, elle devient irritable, elle gronde voire frappe (et cela ne sert certainement pas l'enfant).

L'échec face aux exigences de performance peut être une source d'anxiété grave pour l'enfant. Cela a toujours été le cas. Un exemple en est la nouvelle émouvante de Marie v. Ebner-Eschenbach, intitulée « Le préféré », où un garçon sensible mais peu vital se laisse mourir par suicide parce qu'il échoue devant ses propres attentes de performance et celles des autres (cela se passait autour du tournant du siècle, lorsque l'industrialisation rapide a engendré d'importantes transformations sociales et, par conséquent, des tensions). Il se peut que la pression de la performance à l'école, alimentée également par les parents, soit aujourd'hui encore plus forte que par le passé - en tout cas, c'est ce que déplore et combat la jeunesse de manière générale. Les anciennes valeurs qui avaient inséré parents et enfants dans un ordre de vie et créé des conditions propices au développement harmonieux de la personnalité ont disparu ou sont en train de disparaître. Une compétition impitoyable règne et les enfants doivent être préparés à y faire face ; là où des limitations de places existent (numerus clausus), cette compétition devient souvent destructrice. De nombreux jeunes combattent ces attitudes avec véhémence, condamnent les conditions économiques et sociales qui engendrent de telles situations, et se réfugient, face à cette incertitude et cette peur, dans des comportements qui, à leur tour, conduisent souvent à la destruction de la personnalité (nous pensons aux comportements addictifs, un grave danger social de notre époque !).

Puberté et problématique de l'anxiété

Nous entrons maintenant dans la problématique de l'âge qui suit l'obligation scolaire, c'est-à-dire la puberté et l'adolescence. Il est compréhensible qu'il y ait suffisamment de raisons d'être anxieux à cette période, compte tenu de la façon dont cette phase de développement est remplie de contradictions et de disharmonies. Certes, la puberté est le stade le plus élevé du développement intellectuel, de l'aptitude à l'abstraction et de l'introspection. L'expérience des nouveaux développements internes suscite un sentiment d'exaltation, une nouvelle sensation de force. Mais cette confiance en soi n'est pas sans opposition : lors de la confrontation avec la réalité, l'insuffisance de sa propre performance se révèle souvent, le sentiment d'exaltation peut se transformer brusquement en sentiment dépressif, jusqu'au désespoir, au dégoût de la vie. L'expérience de la sexualité qui s'impose maintenant avec une forte dynamique est également marquée par des contrastes : de nouvelles et formidables possibilités de réalisation de soi, la possibilité de trouver dans un autre être aimé l'accomplissement ultime de l'existence humaine, mais aussi le danger de prendre la sexualité trop à cœur, d'éprouver du dégoût de soi-même, du cynisme et du défaitisme vis-à-vis de la vie, la possibilité de se sentir coupable devant autrui. Cela a toujours été une source de tragédie, qui ne peut être surmontée avec les forces de la personnalité encore non éprouvées à cette phase, mais cela est particulièrement dangereux à notre époque, où l'atmosphère sexualisée, le « sens commun », ne fait que relâcher les inhibitions et dévaloriser tout ce qui pourrait donner un ancrage et une orientation à un jeune. Tous ces changements fondamentaux, la levée des tabous sur la pudeur et la sexualité, ne parviennent pas à éliminer l'anxiété, qui est fondamentalement liée au domaine sexuel, même chez les jeunes particulièrement prédisposés à l'anxiété (ce n'est pas seulement dû à des « refoulements » qui pourraient être résolus par une analyse psychanalytique). C'est précisément dans ce domaine que l'« ambivalence » de toutes les émotions se manifeste (comme Sigmund Freud l'a si brillamment décrit). Cependant, l'aspect négatif de cette attitude émotionnelle contradictoire est avant tout l'anxiété, qui est considérée par les philosophes existentialistes de notre époque comme « l'état fondamental de l'existence humaine ».

Mais tout comme dans les stades plus jeunes, où l'insécurité et l'anxiété spécifiques à chaque phase sont généralement surmontées pour aboutir à une nouvelle confiance et à une étape importante du développement, il en va de même pour la phase que nous venons de décrire : à partir de là, le chemin de la vie continue dans les voies déjà empruntées (les grands romans de développement de différentes littératures en témoignent). Nous devrions apprendre de tout cela à quel point l'anxiété fait naturellement partie du parcours grandiose de l'autodécouverte humaine, de la séparation de l'enfant du terreau maternel dont il est issu, qui était certainement nécessaire pour les premiers processus de maturation, mais qui doit finalement être abandonné pour que l'individu puisse « devenir lui-même », et ce parcours est jalonné par l'anxiété comme un facteur important qui accompagne - et stimule certainement - les étapes de maturation.

Ce qui compte avant tout, c'est ce que chaque individu « fait de son anxiété », s'il développe des forces psychiques pour les rendre fertiles dans la construction de sa personnalité, ou s'il en souffre impuissamment et est ainsi entravé dans sa maturation.

Manifestations psychosomatiques

Parlons maintenant des handicaps et des symptômes de maladie causés par l'anxiété. C'est là que s'ouvre le vaste domaine de la symptomatologie psychosomatique. Pour certains de ces tableaux cliniques, le lien étroit avec l'anxiété est évident pour les spécialistes. Mentionnons d'abord l'énurésie et l'encoprésie, aussi bien diurnes que nocturnes. Si un enfant qui était déjà propre régresse vers ces comportements très stressants pour son entourage, il est probable dans certains cas qu'il n'ose pas franchir l'étape de maturation requise vers l'indépendance par peur : il "veut" rester ou redevenir infantile, de sorte qu'il faudrait lui offrir des soins correspondant à ceux donnés à un jeune enfant. Parfois, un examen minutieux révèle également un événement traumatique qui pourrait avoir provoqué une telle « régression ».

Un autre symptôme qui montre clairement un lien avec l'anxiété est le « vomissement matinal » ou le « vomissement scolaire ». Un enfant se sent insuffisant face aux exigences scolaires, à juste titre ou en sous-estimant ses propres capacités et les exigences réelles qui lui paraissent comme une montagne insurmontable ; parfois, c'est effectivement un enseignant trop strict qui effraie l'enfant. On pourrait qualifier le vomissement matinal, qui indique si clairement le rejet anxieux d'une situation insurmontable, de « langage de l'organe », mais on peut aussi faire valoir que des connexions végétatives sont utilisées qui sont prévues lors de la transition de la phase de sommeil « trophotrope » à la phase d'éveil « ergotrope » de l'organisme (même normalement, il y a des difficultés qui sont ressenties comme très désagréables par les personnes sensibles). En tout cas, le « gain de maladie » de cette symptomatologie est considérable : un enfant « si malade » qu'il vomit, bien sûr, « ne peut » pas aller à l'école - et échappe ainsi à la situation anxiogène (ces pressions, ainsi que les symptômes végétatifs qui les accompagnent, sont décrits de manière magistrale dans l'histoire de Hanno Buddenbrook par Thomas Mann).

Cependant, ce gain n'est qu'apparent : la situation n'est pas résolue, la solution est seulement reportée, voire compliquée en réalité. Si l'on veut vraiment aider l'enfant, il faut le sortir de cette situation difficile, ce qui sera décrit tout de suite. Il convient de noter seulement que les symptômes liés à l'anxiété peuvent également se manifester dans de nombreux autres organes. La clarification de la genèse est une condition préalable importante pour une thérapie réussie (bien sûr, cela ne s'applique pas sans exception : parfois, on peut maîtriser la symptomatologie psychosomatique sans avoir identifié les causes profondes ; voir notre section « thérapie suggestive » !).

Thérapie

À la fin du chapitre, il est nécessaire de parler de ce qui apparaît à plusieurs reprises comme l'objectif de l'ensemble de l'ouvrage : la problématique thérapeutique de l'anxiété. Si le lecteur accepte ce qui a été dit au début de la section, à savoir que l'anxiété est quelque chose d'universellement humain, alors la psychothérapie ne devrait s'occuper que des formes d'anxiété particulièrement troublantes, celles qui mettent en danger la personnalité.

Tout d'abord, examinons ce que l'élucidation intellectuelle des causes de l'anxiété peut accomplir. En informant l'enfant des réalités, des causes naturelles et physiques des événements, l'anxiété peut perdre une grande partie de son caractère effrayant. L'enfant peut apprendre à mieux gérer les choses, elles ne lui semblent plus étranges mais plutôt familières. Cependant, il faut être conscient que les explications rationnelles ont un effet très limité sur l'expérience de l'enfant, non seulement parce que des doutes surgissent en lui quant à savoir « si cela concerne précisément cette chose » (Goethe). La raison principale de l'inefficacité de l'explication intellectuelle réside cependant dans le fait suivant : la philosophie existentialiste, exprimant une vérité humaine, distingue entre la peur liée à une réalité et l'anxiété qui surgit souvent sans fondement réel, provenant des profondeurs du domaine émotionnel de la personne et qui tourmente précisément parce qu'elle ne peut être rationnellement justifiée. Ainsi, l'éclaircissement ne guérit pas toujours l'anxiété et il est très douteux que cela puisse toujours être réalisé par des méthodes psychanalytiques complexes, que l'on interprète les jeux de l'enfant ou que l'on utilise d'autres méthodes analytiques classiques ; il faudrait se poser continuellement des questions d'autocritique pour savoir si l'on ne « projette » pas quelque chose dans l'enfant, quelque chose qui n'est en réalité pas actif en lui (dans ce contexte, il vaut la peine de lire ce que Anna Freud - « la grande fille d'un homme immortel », E. Jones - écrit de manière critique sur l'analyse des enfants : selon elle, cela n'est utile que dans des cas plutôt rares).

Une chose est certaine cependant : ceux qui doivent traiter avec des enfants anxieux - que ce soient les parents, les éducateurs ou les psychothérapeutes - doivent être capables de maîtriser leur propre anxiété grâce à l'usage de la raison adulte et à une responsabilité mûrie ; ce qui compte ici, c'est l'attitude émotionnelle, pas ce que la mère dit à son enfant. Si elle a peur elle-même, malgré ses paroles rassurantes, l'enfant le remarque très bien, et cela entraîne la redoutable « duo » de l'anxiété, dans lequel la mère et l'enfant « jouent » leur propre rôle, car l'enfant a généralement peur lorsqu'il ressent l'anxiété de sa mère, et celle-ci est à son tour consternée par les symptômes d'anxiété de l'enfant (il en va de même dans la relation entre l'animal et l'homme : l'animal sent infailliblement si l'homme a peur de lui, de ses forces corporelles supérieures ; seul le dompteur sans peur peut réussir).

Direction pédagogique-thérapeutique

Dans la « direction pédagogique-thérapeutique » de l'enfant anxieux, il est important de lui donner l'occasion de s'engager dans une activité qui lui apporte des succès. La création artistique est la plus bénéfique ; l'enfant peut y représenter symboliquement son anxiété, ce qui constitue en soi un acte libérateur. Nous savons que les artistes ont toujours fait la même chose partout : se libérer de leur anxiété, qui est souvent particulièrement forte chez des personnes très sensibles, à travers leur œuvre. C'est l'une des tâches les plus difficiles, mais aussi les plus utiles de l'éducateur que de stimuler l'enfant à de telles activités, à l'aider avec des problèmes techniques, mais sans lui faire violence, sans le pousser dans certaines directions stylistiques (ce qui se produit malheureusement trop souvent dans l'enseignement artistique de nos écoles et gâche la créativité des enfants).

Cependant, plus important encore que la pratique d'une technique spécifique, c'est l'aide pédagogico-thérapeutique que l'on accorde à l'enfant par l'intermédiaire de son implication humaine. Le thérapeute est aux côtés de l'enfant, c'est-à-dire en latin « inter-esse », « être là » - avec son propre courage, sa témérité. Cela est tout aussi « contagieux » que la peur de la mère (qui décourage tellement l'enfant). L'attitude sans peur de l'éducateur convainc bien plus que de nombreux arguments fervents : la vie n'est pas sans espoir, on peut réussir à affronter le monde.

Dans de nombreux cas, cependant, l'enfant est tellement impliqué dans l'anxiété de sa mère (d'où que puisse provenir cette attitude de la mère) qu'il est impossible de les séparer. Par conséquent, il est souvent nécessaire de retirer l'enfant de sa famille pendant un certain temps et de l'admettre dans une unité de thérapie pédagogique ou psychiatrique pour enfants. C'est là que la dynamique du groupe, de l'équipe entre en jeu : médecin, psychologue, enseignant et éducateur -

tous n'ont pas peur avec l'enfant ; tout aussi efficace est la coexistence avec les camarades passant leurs journées dans une activité joyeuse. Ils entraînent tous l'enfant anxieux dans une vie commune, et l'anxiété s'effrite, pour ainsi dire, couche par couche - elle ne « possède » plus l'enfant, elle devient même risible pour lui, lui qui a souvent une réflexion accrue sur lui-même !

Auto-connaissance

Un dernier pas doit encore être décrit aussi prudemment que nécessaire. Nous avons déjà dit que les enfants anxieux sont souvent psychiquement très différenciés, très sensibles. Leur propre expérience profonde leur montre à quel point le monde est étrange et dangereux. Parfois, il est vraiment utile de conduire un tel enfant vers la connaissance que l'anxiété a un sens dans sa vie, qu'elle est un « moteur vers la perfection ». Ainsi, il doit supporter, voire accepter, l'anxiété. On ne peut certainement pas le lui suggérer, car cela pourrait alors être traité de manière névrotique et ne ferait qu'accentuer l'anxiété. Le thérapeute doit plutôt provoquer la prise de conscience de l'enfant par des questions empathiques, le laisser arriver lui-même à la conclusion de s'accepter tel qu'il a été formé, façonné par le destin. Cet objectif, comme nous l'avons appris, n'est pas trop élevé. Les enfants différenciés sont parfois capables d'atteindre de tels niveaux de compréhension dès l'école primaire. La pensée développée ici est semblable à ce que Viktor Frankl entreprend dans sa « logothérapie » : aider l'être humain souffrant dans sa « quête de sens », à travers la parole clarifiante, à découvrir le sens de sa vie.

Dans cette partie de notre œuvre, se reflète toute la diversité

160

des possibilités humaines, des souffrances humaines, ainsi que l'espoir d'être capable d'aider grâce à l'humanité. La lutte sur le « champ de bataille de la vie » n'est pas sans espoir.

X/ LA DEMESURE ET LA DEPENDANCE (1981)

Une expérience inoubliable : nous sommes à Delphes - et immédiatement, il nous est clair que c'est un lieu saint depuis des temps immémoriaux. La mer est loin, d'où venaient la plupart des pèlerins. Et derrière nous se dresse la falaise abrupte du mont Parnasse, déchirée de ravins, survolée par des aigles. La source de Castalie, qui autrefois désaltérait et inspirait les poètes, est tarie - mais l'endroit est toujours grandiose. Et notre guide, encore captivée par l'ancienne grandeur, raconte l'histoire : comment Phébus Apollon descendit du Parnasse après avoir tué le dragon Python dans un combat acharné, le dragon personnifiant les forces sombres et pulsionnelles ; mais Apollon, le vainqueur resplendissant, représente la nouvelle ère : celle de la clarté intellectuelle, de la maîtrise des pulsions, de la compréhension de la nature où, bien que toujours menacé, le Vrai, le Bon et le Beau doivent régner. Au pied de la falaise abrupte, là où la chute trouve un moment de repos, là où la source jaillit également, se trouve depuis des temps insondables un sanctuaire. Apollo ordonne aux prêtres qui y résident de lui construire un temple, en souvenir éternel de sa victoire. Sur les deux côtés du fronton, selon ses instructions, dit-on, des inscriptions seront apposées - sur le front : « Xrwit », « gnothi sauton », « connais-toi toi-même ! », sur l'arrière : « iMitv afar », « meden agan », « rien de trop, fais preuve de modération ! ». Et ces deux mots constituent, je le crois, l'Occident, qui a traversé une longue et douloureuse histoire, à laquelle nous nous attachons toujours. Celui qui se connaît lui-même, qui se confronte de manière critique et responsable, fera également ce qui est juste ; et celui qui fait preuve de modération, qui ne dépasse pas les limites, vit en paix avec lui-même et avec la communauté. Tout cela est contenu dans ces mots concis. Et cela se poursuit tout au long de notre histoire commune.

L'essence de tout cela est déterminée par la « virtus » romaine, la vertu masculine mesurée, qui est utile et apte à la vie, élevée bientôt dans les hauteurs d'une vie façonnée par la religion dans l'œuvre de saint Benoît, célébré cette année également ici à Salzbourg. Et « diu maze », faire preuve de juste mesure, était une exigence centrale du Moyen Âge chevaleresque. Les grandes épopées de cette époque, écrites comme exemples de vie façonnée et avec une visée pédagogique évidente, illustrent l'importance de ce principe en particulier.

Il convient de contredire dès le début une erreur qui peut se glisser dans de telles discussions. La « mesure » ne signifie pas la médiocrité, l'aurea mediocritas, dans laquelle on vit confortablement parce qu'on a renoncé aux tensions de la vie. Les jeunes en particulier, ainsi que les pédagogues « progressistes » qui les guident, pensent que cela a une connotation de sénilité. On attribue cette attitude de base aux personnes âgées : « ils ont tout derrière eux / et sont, Dieu merci, vertueux » - mais celui qui l'a dit était Wilhelm Busch, un homme solitaire, malveillant, incapable d'amour, dépressif, qui voyait le monde à travers ses lunettes sombres, sceptiques (ce qui avait certainement de la grandeur !) et désespérées.

En tant qu'éducateurs responsables, nous devrons parler de ce que l'exigence de modération signifie également pour la jeunesse d'aujourd'hui. La thèse qui se dégagera de ces développements est la suivante : l'homme est toujours en danger de perdre la mesure, c'est profondément ancré dans son existence (sinon l'avertissement ne serait pas gravé sur le temple de Delphes) ; les jeunes sont particulièrement exposés à ce danger ; et aujourd'hui, cela se manifeste de la manière la plus prononcée.

L'homme, libéré - ou expulsé - de la sécurité offerte par les régulations instinctives, cherche avec son intellect des moyens et des méthodes pour faire face aux dangers du monde. Il obtient le pouvoir sur la nature - mais il la maltraite toujours aussi (nous ne nous sommes pas rendu compte, à une époque où notre pouvoir n'était pas aussi grand, des dangers auxquels nous nous exposons). L'ambition de dominer la nature avec nos arts (c'est-à-dire le mot grec, techne, qui a donné naissance à la technologie) n'a jamais tenu compte de la juste mesure, elle visait toujours impitoyablement vers l'avenir (lorsque le sage grec disait qu'il soulèverait la terre de ses gonds, il suffirait de lui donner un point où il pourrait placer le levier - cela ne sonne certainement pas modéré).

Ce n'est que tard dans l'histoire que les hommes, ou du moins quelques voix dans le désert, prennent conscience du danger de perdre la mesure ; nous devons faire marche arrière, sinon nous détruirons la nature, nous ravagerons la belle planète bleue, la Terre.

Les dangers de perdre la mesure sont les plus grands pendant l'adolescence. Les processus dans lesquels de nouvelles choses se forment chez le jeune, tant sur le plan physique (surtout endocrinien) que mental (restructuration fondamentale de la conscience de soi) - ont quelque chose d'ivresse et sont également vécus ainsi par les jeunes : « la jeunesse est ivresse sans vin », dit-on depuis toujours. La mesure n'est pas recherchée ni trouvée dans ces moments-là. Les éducateurs devraient comprendre qu'une certaine modération peut être demandée face aux extrêmes qui se jouent chez les jeunes pendant la puberté. Prêcher la modération à cet égard ne ferait qu'accentuer l'opposition des générations - de telles demandes provoquent déjà tant les jeunes aux cheveux blancs. Mais cette incompréhension « biologique », pour ainsi dire, blesse profondément les deux parties. Cela conduit à des condamnations hâtives qui n'apportent ni compréhension ni amélioration, mais qui ne font que renforcer l'amertume.

Encore un fait doit être discuté avant d'aborder notre sujet principal : les formes contemporaines de l'excès et de la dépendance. Si nous jetons un regard sur l'histoire de l'humanité et sur les pays du monde entier, nous constatons toujours cette aspiration passionnée à se transcender dans l'extase, à se surpasser, voire à élargir la conscience humaine (Aldous Huxley a exercé une influence dangereusement séduisante sur la jeunesse de son époque avec son livre portant ce titre). Nous aborderons ultérieurement les effets dévastateurs des drogues sur la personnalité. Cependant, il est certain que l'ivresse peut éveiller des impulsions créatrices chez les individus dotés d'un génie - et c'est là que réside l'importance ! - et que certains génies ne peuvent créer que dans un état d'ivresse (tout comme une maladie émergente, telle que la mégalomanie cérébrale, a libéré leur créativité, les poussant à l'action - Nietzsche et Maupassant en sont des exemples troublants). Toutefois, l'ivresse ne conduit pas à la génialité en soi, elle ne révèle que la personnalité qui s'y plonge. Il faut néanmoins souligner que l'ivresse, le changement de la réactivité cérébrale provoqué par certaines drogues, exerce une fascination véritablement mystérieuse sur l'être humain. Les

Grecs, parmi les plus sages de tous les peuples, ont associé Dionysos à Apollon, Phébus : Apollon incarne la clarté, voire la pensée modérée qui évite l'hybris, le sacrilège de la passion démesurée, tandis que Dionysos est le dieu de l'ivresse. Que cherchaient-ils en lui ? "Cet enrichissement que la vie peut y expérimenter, ce fait d'être porté par le flux vital, ce plaisir des possibilités qui n'exigent pas d'être saisies dans une démesure et une infinité" (v. Gebsattel). L'individu cherche à préserver son équilibre psychique en réaction à une sécheresse de l'existence, à une entrave aux principes. Et il recherche l'euphorie, le sentiment qui rend tout ce qui est difficile et oppressant plus léger (bien entendu, cela s'accompagne systématiquement des effets suivants : la gueule de bois, la dépression, qui seront discutés ultérieurement). Nous avons jusqu'à présent examiné les critères généraux de l'humanité et les caractéristiques typiques des différentes phases du développement. Maintenant, dans la partie principale de notre exposé, il est essentiel de discuter des manifestations de la dépendance dans le présent et dans notre culture. Il est clair pour tous les responsables que des changements alarmants se sont produits à cet égard. La situation de luxe des pays occidentaux offre une multitude de substances capables d'altérer la conscience, y compris des drogues en provenance de l'Est, du Proche-Orient et de l'Extrême-Orient. Cela est devenu un énorme marché. L'absorption totale des toxicomanes vis-à-vis de la substance addictive confère à celui qui la distribue un pouvoir immense : non seulement le pouvoir de l'argent, mais aussi celui de prendre le contrôle total sur les autres (ce qui constitue certainement une motivation puissante pour le « dealer »). Cependant, l'époque moderne a également introduit sur le marché une offre massive de produits pharmaceutiques pouvant entraîner une dépendance : hypnotiques, analgésiques et sédatifs (censés atténuer ou éliminer les tensions devenues insupportables, favoriser le sommeil et l'oubli, réduire l'état de conscience dans son ensemble - mais bien sûr, les tensions ne sont pas réellement résolues, la situation générale est seulement aggravée !) ; et il arrive que des personnes consomment des médicaments aux effets diamétralement opposés, parfois les mêmes individus qui prennent également des médicaments sédatifs - des stimulants censés augmenter les impulsions et élever l'état de conscience (comme si cela induisait une véritable activité capable de résoudre les tâches qui leur sont assignées !).

Et enfin, ce qui est particulièrement recherché, des substances à effet psychédélique et hallucinogène qui induisent une altération globale de l'état de conscience, provoquant des rêves colorés (au sens propre, riches en couleurs) et des hallucinations sexuelles (bien que dans ces cas, il est certain que la personnalité ainsi modifiée y ajoute sa propre contribution - ce qui, lorsqu'il est décrit avec conviction, exerce un effet séducteur dangereux sur les autres). Maintenant, nous en arrivons au point crucial de notre exposé : ce qui pousse surtout les jeunes à abandonner à ce point toute mesure humaine et à se plonger dans la dépendance comme dans un abîme - car nombreux sont ceux qui en sont parfaitement conscients, voire semblent le rechercher : comme un suicide prolongé, comme une autodestruction acceptée au moins en partie. Nous avons l'habitude de discuter en premier lieu des facteurs innés et héréditaires dans ces questions.

Même si la recherche moderne se concentre le plus souvent de manière obsessionnelle sur les conditions environnementales et familiales, ignorant d'autres aspects, des études impartiales montrent qu'il existe une prédisposition héréditaire significative dans un pourcentage élevé de cas (alcoolisme, dépression, taux élevé de suicide dans l'ascendance). Cependant, l'observation attentive a depuis longtemps relevé qu'il existe de graves failles dans la situation familiale de ces jeunes en danger. L'histoire de ces individus qui sont devenus difficiles, voire impossibles, à « socialiser » montre ce que peut offrir une famille saine en termes d'imprégnation indispensable, et comment un enfant peut difficilement se développer sainement en l'absence de ces facteurs.

Lorsqu'on examine la structure familiale des jeunes en proie à la dépendance, on constate un grand nombre de familles perturbées ou détruites, que ce soit par le décès du père ou, pire encore, par le divorce (un seul chiffre : parmi les jeunes pris en charge par Rosenberg en Australie, la moitié seulement des personnes interrogées vivaient avec leurs deux parents jusqu'à l'âge de 15 ans). Mais même en l'absence d'un effondrement aussi flagrant de la famille, de graves erreurs éducatives peuvent être identifiées dans de nombreux cas - une éducation trop rigide, voire abusive, ou une éducation « surprotectrice » : puisque le respect de la juste mesure est au cœur de cette discussion et de l'ensemble du colloque, il est facile de comprendre qu'un jeune ne peut pas accéder à l'indépendance et à la responsabilité s'il se voit restreindre son espace de liberté, s'il n'est pas d'abord « lâché longe » puis laissé entièrement à ses propres décisions, afin qu'il puisse trouver lui-même sa propre mesure (bien entendu, il convient de souligner que, conformément à la loi biologique, un jeune enfant a besoin d'une orientation intensive jusqu'à ce qu'il puisse réellement être « libre »).

Cependant, les erreurs éducatives dans les familles d'où proviennent les personnes dépendantes ne sont pas nécessairement évidentes ou clairement reconnaissables à une analyse approfondie. Il y a des cas où l'environnement semble tout à fait ordonné, où les mauvaises attitudes et les situations conflictuelles ne sont pas perceptibles pour l'observateur, ou bien elles sont si ubiquitaires qu'une personne parfaitement capable de vivre dans la société aurait pu en émerger de la même situation. Cela nous apprend que les relations de cause à effet dans le domaine humain ne sont pas aussi simples : qu'est-ce qui nuit au développement d'un jeune ? Qu'est-ce qui le favorise, de sorte que les difficultés auxquelles il est confronté lui offrent précisément l'occasion de développer des forces, de sorte qu'il peut en remercier tous ses soucis - de telles situations d'urgence occupent une place importante dans les récits de vie de personnes importantes. Aussi limité que puisse être l'espace de liberté dans de nombreux cas, aussi rarement dépassé en de rares moments - il existe néanmoins ! L'homme n'est pas entièrement manipulable par sa situation ; il reste « l'inconnu » (« l'homme inconnu »), finalement insaisissable par la psychologie. Mais à quoi ressemble le profil de caractère « du » dépendant ? Il est clair que dans chaque cas individuel, les particularités individuelles doivent être identifiées - c'est seulement de cette manière qu'on peut aider une personne en danger, elle est unique et irremplaçable. Mais il existe également de nombreuses caractéristiques communes aux caractères, reconnues par tous ceux qui ont de l'expérience avec les personnes dépendantes.

On décrit principalement une « tolérance à la frustration » réduite : ces jeunes ne sont pas capables de supporter un échec, une douleur, une forte émotion (chagrin, abandon, non-acceptation, confrontation avec des personnes plus fortes, plus belles, plus talentueuses) et de les intégrer correctement dans leur propre conception de la vie - ce qui constitue précisément un facteur central dans la philosophie de l'éducation psychodynamique. Vivre avec ses émotions, les utiliser pour la convivialité - tout en étant « au-dessus » de la critique et de la responsabilité, c'est-à-dire ne pas être « submergé » ni dominé par elles : cela doit être appris par chaque personne dès son plus jeune âge, sachant que la « phase d'opposition » et surtout l'adolescence sont des phases de développement critiques, c'est-à-dire des phases décisives (cela inclut également la reconnaissance que les sentiments et les émotions ne sont pas seulement conditionnés par l'expérience externe, mais aussi par l'état interne, et donc qu'on ne peut pas simplement « se laisser aller » dans ce domaine). Si quelqu'un n'a pas appris cela - soit parce qu'il n'avait pas la capacité appropriée de l'intérieur, soit parce qu'il n'a pas été enseigné par ses éducateurs - c'est un grave défaut de personnalité. Et la possibilité de dévier sur de mauvais chemins, à savoir celui de la dépendance, est dangereusement proche. On cherche à éviter la douleur (en particulier chez ceux qui ont une prédisposition « dystonique » du système nerveux végétatif), on cherche à s'euphoriser pour échapper aux sentiments de malaise, à la dépression - ou bien, avec l'un des hallucinogènes, à s'évader dans un monde de rêve qui semble offrir ce que la réalité ne donne pas. Une altération des relations avec la réalité (dont nous avons déjà parlé) se produit également du fait que la « faute » du comportement inapproprié est externalisée - et la situation générale actuelle dans les pays civilisés semble favoriser cela. Nous devons revenir au fait de « l'état intérieur »

: les sentiments, lorsqu'ils sont satisfaits voire saturés, se retournent facilement (c'est pourquoi rien n'est plus difficile à supporter qu'une série de beaux jours où tout est trop facile). La situation luxueuse moderne dans laquelle nous vivons tous, en particulier la classe sociale d'où provient un grand nombre de jeunes dépendants, ne procure pas la satisfaction, mais le dégoût (ce qui ne peut être exprimé que par le jargon vulgaire qui y prévaut). Une « sous-culture » se forme, authentique dans sa façon de s'habiller, de se coiffer, de parler, de se comporter sexuellement, de renoncer à l'hygiène, voire de la détester. Ainsi, un chemin est emprunté, d'où il n'y a souvent pas de retour possible - car les effets néfastes des drogues addictives interviennent ensuite, ce dont nous devons encore parler. Un autre groupe à risque de dépendance est constitué par les jeunes chômeurs qui recherchent, dans le délire provoqué par les drogues, une solution à court terme à leur situation désespérée. Mais là aussi, la causalité est complexe : beaucoup de ces jeunes présentent précisément les caractéristiques de personnalité qui ont été décrites ci-dessus : ils n'ont pas été en mesure de poursuivre la voie difficile de l'école ou de la formation professionnelle et ont abandonné. Cependant, l'aspect tragiquement sérieux de notre problématique n'a pas encore été abordé dans les développements précédents : il réside dans le fait que la dépendance est une maladie grave (la dépendance vient du terme « siech », certainement pas de « chercher » !), une maladie pour laquelle il n'y a pas de salut par les seuls efforts du dépendant - l'expression anglaise « drug addiction » l'exprime bien : « Verfallenheit » (déchéance) en effet ! L'asservissement impitoyable par certaines drogues a des conséquences physiques et psychiques graves - surtout avec les opiacés, notamment l'héroïne, mais aussi dans une moindre mesure avec d'autres drogues.

L'habituation, en particulier à l'héroïne (la drogue dure la plus couramment utilisée), conduit à tolérer et à nécessiter des doses de plus en plus importantes (« augmentation de la tolérance »). Si ces doses ne sont pas disponibles, ou si l'on essaie de priver soudainement le toxicomane de sa « drogue », cela entraîne des « symptômes de sevrage » qui sont subjectivement extrêmement douloureux, mais qui, si l'organisme est déjà très affaibli, peuvent être mortels : symptômes végétatifs graves tels que des sueurs, des vomissements violents, des douleurs, des crampes, des délires, de l'anxiété, voire des états hallucinatoires, jusqu'à l'effondrement végétatif.

Le terme « abandon » s'applique surtout au comportement psychique du toxicomane : la volonté de guérison est complètement éteinte, les forces mentales se concentrent uniquement sur l'obtention de « la substance », même par des actes criminelles graves, avec l'abandon total de l'existence « bourgeoise ».

Ce qui apparaît comme un rejet d'une existence considérée comme normale, voire comme un rejet de la communauté humaine, une incapacité à vivre avec elle, se manifeste de manière criante, c'est certainement déjà ancré dans le « caractère addictif », c'est l'une des conditions préalables, tout comme l'intolérance à la frustration déjà décrite ; et tout comme dans ce cas, l'incapacité à vivre en communauté est renforcée par les processus de destruction qui suivent la consommation de drogues. Ce qui se produit dans l'ivresse des opiacés, encore plus avec les hallucinogènes, mais même avec le cannabis, se produit dans une solitude totale - et même si les drogues enivrantes sont consommées ensemble, lors de fêtes à l'héroïne ou au cannabis, ce n'est qu'une « solitude commune » !

La cause d'un tel comportement « inhumain » est certainement un trouble profond des émotions et de l'état d'esprit : P. Schröder a défini l' « état d'esprit » comme la capacité d'être avec les autres - et c'est bien ainsi : c'est ce domaine de la personnalité par lequel on perçoit ce que l'autre émet et irradie envers soi, et qui permet de s'engager envers lui, voire de s'attacher à lui avec amour et fidélité. Et c'est certainement la souffrance de ne pas disposer de telles capacités qui peut motiver une personne à rechercher, dans l'ivresse, ce qui lui est refusé en raison de son incapacité relationnelle.

Après avoir décrit cela, il est facile de comprendre à quel point le traitement des jeunes toxicomanes peut être terriblement difficile : comment construire néanmoins, malgré les obstacles « endogènes », l'humanité chez le patient - c'est la tâche dont nous devons parler en conclusion.

Cependant, nous serions incomplets si nous ne traitions pas brièvement de l'alcoolisme. Cela est justifié par les proportions numériques. On parle d'environ 60 000 héroïnomanes en RFA et d'un dixième de ce nombre en Autriche ; mais on sait que le chiffre noir peut être très élevé. Le nombre d'alcooliques et même de personnes en danger à cause de l'alcool est cependant beaucoup plus élevé. Mais à l'adolescence - et c'est principalement à cela que nous nous intéressons ici - les formes graves d'alcoolisme entraînant la destruction de la personnalité sont moins courantes, la plupart du temps, des conséquences menaçantes (psychoses et cirrhose du foie mortelle) ne se manifestent que beaucoup plus tard.

Cependant, dans certains cercles de jeunes, un développement préoccupant s'est produit : à savoir que l'on consomme de l'alcool en même temps que d'autres drogues, en particulier des tranquillisants. Cependant, cela conduit rapidement à une véritable dépendance à laquelle on devient accro et dont on ne peut presque plus s'échapper. Et pour un certain nombre de ces jeunes, c'est l'entrée dans les « drogues dures » avec toutes les conséquences terribles.

Les buveurs appartiennent à des types très différents - c'est ce qui différencie la problématique de ce qui a été décrit jusqu'à présent. Pour beaucoup, l'alcool est littéralement un moyen de socialisation : ils pensent qu'il peut libérer les inhibitions qui séparent les gens les uns des autres - cela est chanté dans d'innombrables chansons, le plus souvent des orgies de kitsch ; et comme il est facile que l'ambiance détendue se transforme en irritabilité, en agressivité - ou en tristesse ! Bien sûr, ce qui est apporté par la personnalité entre également en jeu.

La vie tragique de Josef Weinheber, à qui son alcoolisme a sans aucun doute contribué à sa fin malheureuse, se déroule de manière différente. Il a souffert de « honte et d'angoisse de mort » dans sa lutte contre le « poison compréhensif » (comme il le dit déjà dans un poème précoce), le désespoir grandit, il est vraiment impossible de l'apaiser dans l'ivresse. Mais dans des moments d'élévation, il parvient à des vers tels que : « printemps lointain / ta strophe la plus intime s'appelle mesure et silence » (dans un poème - en strophe sapphique ! - sur une visite à la taverne). Ainsi, ce que Mörike écrit sur Mozart s'applique certainement à lui aussi : « Cependant, nous savons que ces douleurs-là se sont écoulées, clarifiées et pures, dans cette source profonde, qui, jaillissant de cent tuyaux dorés, inépuisablement, dans le rythme de ses mélodies, répand toute la souffrance et toute la béatitude du cœur humain ». Cependant, dans la plupart des cas, c'est la misère nue qui se manifeste lorsque quelqu'un est victime de l'alcool : la destruction de relations humaines plus profondes, la déchéance économique, la dégradation mentale et la dégradation physique.

Dans une discussion sur « l'excès et la dépendance » chez les jeunes, une forme très sinistre de perdition doit également être abordée : la participation à l'une des « nouvelles religions de jeunesse » ce qui présente une similarité fatale avec la toxicomanie, également en termes de pronostic défavorable.

Les jeunes se rallient à un leader et un sauveur qui vient soit de l'Extrême-Orient, soit qui se sert de formules linguistiques et de pensée originaires de là-bas. (Cela se reflète également dans les noms fantastiques des sectes : Hare Krishna, Église de l'Unification (Mun), Scientologues, Mission divine du salut, Enfants de Dieu). Leurs adeptes abandonnent non seulement tous leurs biens, mais aussi leur pensée et leur volonté à ce sauveur ; ils se détournent de la société, en particulier de leur propre foyer, avec une haine sinistre ; grâce à des techniques très efficaces (privation de sommeil, jeûne, méditations guidées (la « méditation transcendantale » est un tel slogan), rituels stricts abandonnés), cela conduit à une « dépersonnalisation » de haut niveau, qui ressemble de manière alarmante à ce que nous connaissons de la destruction de la personnalité par les drogues. Les leaders ont une emprise si forte sur ceux qu'ils ont asservis qu'il peut y avoir des événements choquants, comme le suicide collectif de près de mille jeunes en Guyane.

Comment cela est-il possible ?, se demande avec inquiétude celui qui se soucie des êtres humains. Maintenant, le sentiment religieux et l'aspiration religieuse sont indéracinables depuis que cette espèce vit sur Terre ; mais depuis toujours, cette aspiration peut aussi être pervertie, « des sacrifices humains impensables sont faits ». Mais on reconnaît aussi à quel point il doit être difficile de préserver les jeunes de ces voies erronées, ou du moins d'essayer de les ramener à la mesure et à l'humanité. Mais bien sûr, que faisons-nous pour éviter que cela ne se produise ? Que ces jeunes restent ancrés dans le domaine de l'Église ?

Cela nous amène donc aux problèmes thérapeutiques. Il est facile de comprendre à quel point cela doit être difficile, à la lumière de la compréhension du profond enracinement des comportements anormaux dans la personnalité de ces jeunes - et de la gravité des dommages causés par la drogue dans de nombreux cas. Ainsi, dans certains modèles thérapeutiques, des taux d'échec allant jusqu'à cent pour cent sont rapportés : que ce soit là où l'on pense pouvoir se contenter de méthodes persuasives et ambulatoires, ou dans les tentatives de placement en services cliniques qui ne sont pas entièrement dédiés à cette tâche thérapeutique sur le plan du personnel et des ressources matérielles. Il ne faut pas non plus s'attendre à des succès en « criminalisant » les toxicomanes, surtout les jeunes, même si l'on s'accorde à durcir les dispositions pénales contre les vendeurs et les distributeurs (les dealers) - mais ils sont trop bien organisés, on n'attrape qu'une très petite partie d'entre eux.

Il y a un consensus sur le fait que seuls les traitements stationnaires de longue durée offrent des perspectives de réussite pour les toxicomanes. Il ne s'agit pas seulement - et pas principalement - de mesures médicales (comme le contrôle des symptômes de sevrage), mais de la conduite des personnes. En effet, il s'agit de reconstruire chez le patient l'humanité, la solidarité avec autrui, qui ont été enfouies ou n'ont pas encore été développées en raison de l'intoxication chronique, et de lui apporter une « aide au développement » dans ce domaine. Ce n'est pas une question de technique ou d'un système pédagogique spécifique, mais de la capacité du thérapeute à communiquer avec l'autre, à être là pour lui, à lui être favorable (pour beaucoup, c'est la première fois dans leur vie - et méritent-ils vraiment cela ? - mais mérite-t-on une grâce de Dieu et des êtres humains ? n'est-elle pas toujours un don, donné gratuitement, gratia, donum gratis datum ?). Une telle action fait partie des rencontres humaines primitives.

Cela nécessite du temps et de la patience. Demander trop rapidement à un patient l'impossible le ramènerait à un état désespéré, en recul. L'objectif de la thérapie est de permettre au patient de se retrouver lui-même, de le guider vers la réalité de sa situation de vie ; c'est aussi le guider vers le monde du travail, une expérience totalement nouvelle pour beaucoup, jamais vécue auparavant. Pour cela, lui-même et les personnes qui le traitent doivent reconnaître précisément ses capacités, afin de lui procurer des succès, ce qui est un remède important.

Pour atteindre de tels objectifs, une équipe bien coordonnée est nécessaire, certainement sous une direction ferme, mais sans prétention de domination envers les autres membres, de différents niveaux de formation et de différentes méthodes, mais qui convergent vers un objectif commun, en particulier dans la solidarité humaine, de sorte que le patient ne puisse échapper à ce front uni de la communauté d'assistance. (Il est rapporté qu'une institution modèle à Berlin appelée « Synanon » - « Les gens apprennent à vivre » est inscrit sur la porte d'entrée - qui adopte la forme de vie d'une communauté avec une propriété commune, dirigée de manière stricte mais encourageante par des personnes déjà profondément immergées dans la dépendance, et des succès sont signalés qui dépassent largement ceux des institutions officielles. Mais cela doit probablement être attribué au petit groupe et à l'impulsion particulière des personnes dirigeantes). On ne peut parler de guérison pour les personnes si gravement atteintes que lorsqu'elles sont devenues de nouvelles personnes, avec une auto-critique efficace et la capacité d'être « avec les autres », d'assumer les responsabilités qui en découlent.

Le cercle de mes observations se ferme. Il se peut, chers auditeurs, que parmi vous, qui m'entendez parler chaque année en ce lieu de questions éducatives centrales, l'étonnement, voire le malaise, se soit répandu aujourd'hui de manière croissante : pourquoi parle-t-il d'un sujet si spécialisé et extrême aujourd'hui ? Est-ce que cela nous concerne ?

Eh bien, vous pouvez croire à l'expérience de mes années : nous puisons notre compréhension des conditions dans lesquelles se situe le comportement humain, en particulier le comportement social, principalement dans la compréhension des variantes extrêmes, des troubles mentaux graves, des criminels, des toxicomanes. C'est à partir de l'expérience du contraire que l'on comprend les déterminants essentiels du comportement.

Cela nous amène toutefois à des conclusions qui sont bien plus importantes - et plus prometteuses - que les tâches thérapeutiques des toxicomanes que nous venons de décrire, à savoir le problème de savoir comment empêcher les jeunes de tomber dans la dépendance aux drogues et même à la dépendance pseudo-religieuse et de détruire ainsi leur vie ? Quelles sont donc les conditions d'un développement sain ?

Les jeunes ont besoin de nous, leurs parents et éducateurs : du pain de l'amour (bien plus que du pain de nourriture), du pain du temps qui leur est accordé (malgré les exigences de travail imposées aux parents - mais quelle est la situation désastreuse des enfants livrés à eux-mêmes !) ; ils ont besoin de notre compréhension pour leurs besoins typiques de phase et de temps (combien il est difficile pour nous, les personnes âgées, qui venons d'une autre époque !) ; ils ont besoin de nous, les personnes âgées, qui avons appris à « terminer notre cercle de devenir en renonçant et en accomplissant » (Hans Dibold), l'exemple de la mesure - car ils ne peuvent pas encore trouver eux-mêmes cette mesure, liée à leur propre loi de développement.

Au cours des siècles de la haute culture grecque, les gens du monde entier ont afflué vers Delphes, non seulement pour les prophéties de la Pythie (qui étaient douteuses et obscures), mais surtout pour les sagesses qui étaient inscrites dans le temple de Phoebus Apollo. Mais « nous sommes - encore - l'Occident » (Ivar Lissner). Il me semble donc important pour nous, en tant qu'éducateurs, de nous engager dans l'histoire (si l'on observe la scène pédagogique autrichienne et surtout allemande, il semble qu'après une période néfaste de mépris de l'histoire, un changement de tendance se profile aujourd'hui). Le mot « MnSer Lyav » - « Garde la mesure ! » - s'applique toujours et est indispensable pour nous.

XI/ LES DIFFICULTES DES SURDOUES (1982)

Au-delà de la tâche consistant à présenter un problème fascinant de diagnostic et de thérapie en éducation spécialisée, cette section a une tâche importante dans l'ensemble de l'œuvre : montrer que l'existence humaine comporte toujours ses difficultés et ses dangers, que personne n'obtient rien sans les payer, pourrait-on dire, avec des charges spécifiques. Les poètes et les biographes, capables de décrire les êtres humains dans toute leur complexité, leur profondeur, ont toujours décrit comment même la personnalité la plus douée, la plus géniale est toujours « un être humain avec ses contradictions ». Cela allait si loin que, pour certains auteurs, le « génie et la folie » étaient vus comme étant liés de manière régulière, transformant ainsi la biographie en une pathographie !

Enfin, notre description dans ce chapitre vise également à contredire l'opinion répandue selon laquelle l'éducation spécialisée ne s'occupe que de la prise en charge des enfants atteints de troubles, en particulier les enfants intellectuellement déficients. Une telle attitude réduirait considérablement le champ de cette belle discipline scientifique. On ne comprend réellement « l'enfant » que lorsque l'on connaît la diversité de ses manifestations, tout en étant conscient des difficultés inévitables liées à chaque forme d'expression. Mais ces handicaps ont tout autant besoin de compréhension et d'assistance que les personnes handicapées mentales.

Nous devons également contredire avec force ceux qui

utilisent trop facilement le terme « inférieur ». Les périodes qui viennent de passer devraient nous avoir appris les conséquences profondément inhumaines, voire meurtrières, que cela entraîne inévitablement : le terme « indigne de vivre » n'est alors pas loin ! Or, les personnes qui adoptaient une telle attitude étaient totalement aveugles au fait qu'elles-mêmes, qui se considéraient racialement et caractériellement de haute valeur, étaient des individus gravement anormaux, marqués par leur idéologie froide et irréelle ainsi que par certains autres traits « psychopathiques », et s'excluaient du cercle de l'humanité. L'un des hommes les plus puissants de l'époque parlait de « bêtes d'intelligence » - se moquait-il de lui-même ? Ou bien, sans le vouloir, a-t-il involontairement laissé échapper la vérité selon laquelle une intelligence élevée, lorsqu'elle n'est pas soutenue par des forces affectives, peut être - selon nous : causalement - liée à des anomalies caractérielles dangereuses ? Face à de tels parcours de vie, tragiques pour de nombreux individus, une question fondamentale de la psychothérapie se pose, bien qu'elle soit difficile à répondre : une prise en charge précoce, intervenant dès le début et reconnaissant le développement caractériel menaçant à venir avec toutes ses causalités complexes, aurait-elle pu éviter le malheur ?

<u>Adaptés - Non adaptés</u>

Les types intellectuellement avancés suscitent tôt des conflits avec leur environnement, autrefois considérés comme intellectuellement retardés. Ces derniers s'adaptent assez bien à la situation donnée grâce à des moyens primitifs, à des instincts bien fonctionnels, et les parents pensent que tout se développera naturellement, même si c'est un peu tardif ; ils réagissent également de manière assez normale dans leurs interactions sociales, guidés par leurs instincts. Et si certains déficits particuliers se manifestent, tels qu'un retard de langage, les parents ne réalisent parfois que tardivement, par exemple à l'entrée à l'école, qu'il y a un retard de développement (ce qui est tragique, car cela signifie souvent que de nombreuses opportunités de soutien ont été manquées).

C'est différent pour les personnes intellectuellement précoces. Malgré les grandes difficultés internes qu'elles rencontrent souvent, elles ont généralement une activité spontanée, supérieure à la moyenne, qu'elles mettent en jeu de manière impulsive. Elles ne reconnaissent pas les règles de comportement imposées, elles « doivent » suivre leur propre chemin - qui contredit souvent les règles établies et entraîne des conflits avec les enseignants, bien sûr aussi avec les parents et les camarades.

Les enfants dont nous traitons dans ce chapitre ne sont pas les « adaptés », qui exécutent sans résistance ce qui leur est demandé, qui apprennent sagement sans regarder à gauche ou à droite, sans dévier le moins du monde du chemin qui leur est prescrit. Leur comportement par ailleurs est irréprochable, les notes de « comportement » (dans les anciens bulletins scolaires, cela s'appelait même dans un jargon moralisateur : « Conduite morale ») sont excellentes. Mais ces « élèves modèles » ne sont généralement pas considérés comme « hautement doués ». Le bon sens populaire sait depuis longtemps que les enfants qui ont de bons bulletins scolaires ne réussissent pas toujours autant dans leur vie future, tandis que, d'autre part, ceux qui se révèlent plus tard être des génies étaient de mauvais élèves ; mais bien sûr, il y a des personnes hautement douées qui ont réussi sans difficulté à satisfaire toutes les exigences scolaires et qui s'épanouissent également dans leur vie. Ainsi, pour nous, le concept de grande (intellectuelle) douance comprend la capacité de pensée logique, certainement aussi une bonne expression linguistique, mais surtout une spontanéité dans l'approche des problèmes intellectuels, dans les intérêts autonomes, dans la critique envers les autres et envers soi-même. (Cette capacité de se connaître soi-même - et donc aussi les autres - inscrite sur le fronton du temple d'Apollon à Delphes sous la formule « gnothi sauton » était à l'origine de l'Occident, voire l'a fondé). Et c'est précisément cette capacité qui se révèle clairement chez les personnes hautement douées dès leur enfance, à travers des questions persistantes et intransigeantes, à travers des expériences autonomes et critiques réalisées (apprentissage par essais et erreurs selon Dewey).

Il est clair que de tels enfants ne sont pas « faciles » et posent de considérables problèmes à la fois en famille et à l'école (les « enfants problèmes » dans la littérature anglo-saxonne). Le respect envers les adultes, l'autorité, n'est pas une priorité pour eux. Ce qui compte le plus pour eux, c'est leur propre opinion. Les deux devises de Théophraste Paracelse, « sapere aude ! », « ose penser ! » et « alterius non sit, qui suus esse potest », « qu'il n'appartienne à personne d'autre celui qui peut être lui-même », expriment cette capacité, cette attitude intellectuelle, et on la retrouve déjà chez les jeunes enfants.

Conflits de terrain

Dès la petite enfance et au sein de la famille, de graves conflits surgissent chez ces enfants, surtout lorsque les parents considèrent l'enfant comme leur « propriété », sur laquelle ils peuvent disposer à leur guise, au lieu de le respecter en tant que personne autonome (qu'il convient de guider aussi longtemps qu'il n'est pas encore capable de liberté, mais en lui laissant toutefois de l'espace dès que son autonomie émerge). Mais il est clair qu'il peut y avoir différentes opinions - non seulement verbalement, mais aussi dans les comportements mutuels - sur la mesure dans laquelle l'autonomie de l'enfant doit aller.

Les manifestations de ces conflits sont diverses : des réactions de défiance encore non réfléchies mais très efficaces de la petite enfance, en passant par des agressions ou un repli « asthénique » dans la peur et l'inhibition, jusqu'à des actes de méchanceté réfléchis et donc non sans danger.

Les possibilités de conflit chez les enfants à haut potentiel sont tout aussi variées dans la situation scolaire (ce qui peut sembler surprenant, car de tels enfants devraient avoir les meilleures chances ici !). Mais ils peuvent ne pas être intéressés par ce que l'enseignant présente et comment il le fait ; parfois, ils ont leurs propres méthodes de pensée et de travail et ne sont pas disposés à suivre celles de l'enseignant, et ils le disent souvent au visage de l'enseignant de manière très irrespectueuse. Et surtout lorsque l'enseignant est vaniteux, convaincu de la perfection de ses méthodes, et incapable d'avoir une conversation avec un enfant, alors c'est la guerre, que l'enfant doit perdre en raison de l'utilisation de mesures disciplinaires, mais que l'enseignant, qui n'est pas intellectuellement supérieur, ne gagne pas non plus. Si l'intelligence de l'enfant est vraiment exceptionnelle, alors l'enfant finira par dépasser les conflits, mais beaucoup de choses peuvent avoir été détruites en lui, surtout en ce qui concerne sa capacité à se comporter socialement.

Le lecteur attentif aura remarqué que notre description correspond en grande partie à ce qui a été décrit dans le chapitre sur l'autisme infantile. Et en effet, il y a des relations. La forte spontanéité de la pensée et de l'action, les bonnes capacités d'abstraction, le langage autonome - tout cela a été décrit ici et là ; les types de conflits que nous avons décrits se retrouvent également chez nos « autistes ». Si nous essayons de ne rien dire sur l'appartenance typologique des « surdoués » et de différencier les autistes entre eux, le trouble du contact chez les autistes, les relations réduites avec les autres personnes, est le critère distinctif. Cependant, il convient de souligner que les exigences de l'éducation spécialisée sont les mêmes ici et là.

La gestion des surdoués

Il a déjà été mentionné à plusieurs reprises dans cet ouvrage que l'éducation spécialisée, l'engagement envers les enfants qui sortent de la norme moyenne, peut enseigner de nombreuses choses à la pédagogie. Dans ce cas, l'école devrait exiger de l'enseignant qu'il individualise dans tous les domaines ; il ne devrait pas considérer sa tâche comme étant de mener un groupe d'élèves vers un « objectif commun » en suivant strictement le programme scolaire obligatoire pour tous. Bien sûr, il doit y avoir de l'ordre dans l'enseignement et l'enseignant doit guider le déroulement, le travail ne doit pas se transformer en bavardage dans la classe. Mais l'enseignant peut se réjouir si un enfant apporte sa propre contribution au contenu de l'enseignement, des idées qui lui viennent à l'esprit. L'enseignant les intégrera dans sa planification de cours, les rendra fertiles, reconnaîtra également les formulations linguistiques originales d'un enfant. En général, le langage « en devenir » de l'enfant surdoué est l'une des choses les plus réjouissantes qu'une personne sensible puisse rencontrer : le monde devient nouveau dans le langage des enfants (et on peut avoir honte de la façon dont le langage courant, y compris le langage publicitaire et celui des politiciens, est devenu usé, voire corrompu).

Mais l'enseignant qui a la chance d'avoir un enfant surdoué dans sa classe ne doit pas seulement laisser de l'espace à ses intérêts et à ses connaissances, il doit également s'efforcer de les encourager lui-même. Car les progrès d'un tel enfant ne viennent pas seulement de ses capacités innées, mais des stimulations extérieures qui sont volontiers intégrées et incorporées dans sa personnalité. L'auteur de cette contribution se souvient avec plaisir des « éveils » provoqués par des enseignants enthousiastes, ainsi que des heures passées avec des camarades dans l'appartement de tel ou tel enseignant, lors de conversations et de l'utilisation des livres de l'enseignant - et il sait que ces expériences sont indissociables de l'étoffe de son destin.

Il est absolument essentiel que l'enseignant reconnaisse les dons particuliers et les centres d'intérêt d'un enfant (parfois assez isolés), qu'il les approuve et cherche à les promouvoir du point de vue de l'éducateur expérimenté et engagé. C'est regrettable lorsque de tels propos de l'enfant (bien qu'ils soient souvent exprimés avec beaucoup d'irrespect) sont considérés par l'enseignant comme gênants et perturbateurs, et qu'il cherche à les réduire « par souci de discipline de classe ». Bien sûr, il peut ainsi causer des dommages à une âme enfantine - à moins qu'un enfant surdoué ne grandisse avec de telles résistances, mais qui peut vraiment comprendre de manière exhaustive de telles causalités complexes ?

Il ressort clairement de ce qui a été dit précédemment que l'enfant surdoué ne bénéficie que d'une école capable de bien différencier, qui lui pose des exigences plus élevées, sinon il est sous-stimulé, l'école lui paraît ennuyeuse, il ne participe pas et ne développe pas non plus ses capacités comme cela serait possible (inversement, les enfants moins doués sont souvent surmenés dans une école qui s'adresse aux meilleurs, et cela peut entraîner un découragement grave chez ces enfants).

Ainsi, les pédagogues expérimentés ont des inquiétudes lorsque l'on tente d'« intégrer » des enfants qui diffèrent trop sur le plan intellectuel dans une même classe. Il y a un risque que la classe se « nivelle vers le bas » (« Car tout est pareil - oui, parce que tout est bas ! » F. Grillparzer dans "La querelle fraternelle en Habsbourg"). Certes, dans la situation sociologique actuelle, il est légitime de demander l'égalité des chances pour tous les enfants et de leur offrir de bonnes perspectives d'ascension. Mais au fil du temps, il a toujours été démontré que les surdoués, voire les très surdoués, ont su saisir leur chance, qu'ils ont également trouvé leur voie dans un environnement extrêmement difficile.

Mais quelle que soit la position que l'on adopte concernant la question d'une école intégrée ou différenciée à partir d'un certain niveau scolaire, une chose devrait être claire : les enfants surdoués ont besoin d'un enseignant qui ne soit pas figé dans la routine et les programmes scolaires strictement délimités, un enseignant qui reconnaisse la spécificité et l'unicité de l'enfant et qui soit capable d'interagir avec lui sur le plan intellectuel, qui supporte également les difficultés que de tels enfants peuvent lui causer conformément à la loi éducative de leur personnalité, voire les rende fructueuses pour l'enfant, par exemple en le guidant tôt vers la connaissance de soi et l'autocritique. Pour un tel travail, précisément avec des enfants surdoués, l'enseignant est richement récompensé : il peut vivre la créativité humaine, voire la promouvoir quelque chose de si précieux. Il ne faut pas croire que les réalisations créatives d'un enfant plus jeune doivent être inférieures à celles d'une personne plus âgée, elles peuvent être tout aussi valables, on pense ici au mythe profond de Pallas Athéna, la déesse de la création intellectuelle : elle n'est pas née comme un nourrisson impuissant et n'a pas grandi lentement ; non, elle jaillit en armes, possédant toutes ses forces, de la tête de Zeus !

Si nous venons de parler de l'importance des réalisations créatives, il ne faut pas oublier que dans la vie, en particulier dans les relations avec les autres, ce n'est pas seulement l'intelligence qui compte, mais aussi, tout aussi significatif, le contact humain, la considération pour les autres, la capacité d'être « avec les autres », c'est-à-dire les valeurs émotionnelles et affectives. Il est certainement plus difficile pour l'enseignant d'éduquer ces compétences que les compétences intellectuelles. Mais il doit essayer, plus par l'expérience vécue et les exemples concrets de la vie que par les mots. Comme nous l'avons déjà dit, les surdoués ont des points communs évidents avec les enfants autistes, ou font indubitablement partie de ce groupe intéressant de caractères. Cela souligne à quel point il doit être difficile de fournir une « aide à la vie » dans ce domaine des besoins sociaux. L'enseignant ne doit pas se dérober à cette tâche.

Nous avons traité en détail la problématique de l'enfant

surdoué à l'école. C'était nécessaire, car c'est là que les formidables possibilités de ces enfants se manifestent en premier lieu, et c'est là que les conflits correspondants se manifestent. Que faire maintenant au sein de la famille ? L'indépendance, l'affirmation insouciante de ses propres intérêts, qui caractérise ce type d'enfant, pose également d'importants problèmes d'éducation au sein de la famille, d'autant plus si les parents sont de nature similaire (et de qui d'autre l'enfant pourrait-il tenir sa nature, selon toutes les lois de l'hérédité génétique et sociale ?).

Si les parents, du fait de leurs talents, sont des personnes réussies selon le modèle moderne, il ne reste évidemment pas de temps ni de motivation pour soutenir l'enfant surdoué - et pourtant, de formidables possibilités seraient offertes ici, comme dans aucun autre groupe social. Qui d'autre que le père pourrait répondre aux questions persistantes de l'enfant, qui explorent les profondeurs des problématiques humaines et scientifiques ? Qui d'autre que lui pourrait le guider vers la nature, les musées, sa propre bibliothèque ? Qui ne ressentirait pas une profonde joie à voir quelqu'un poursuivre son propre chemin, peut-être avec la chance d'aller encore beaucoup plus loin - sinon le père ? Les psychologues modernes ont décrit les dangers qui guettent une « société sans père » ; il y a ici autant de manquements que de chances et d'expériences pour les parents, en particulier pour le père, qui en valent la peine.

La liberté humaine est un bien précieux, peut-être le plus élevé dans la vie. Nous savons à quel point elle est rarement pleinement réalisée, à quel point elle est restreinte par la faiblesse critique et par une pulsion « en contradiction avec la loi de l'esprit ». Les personnes surdouées sont les plus capables de liberté, mais elles peuvent également être confrontées aux combats les plus difficiles pour y parvenir. Ceux qui sont appelés à éduquer des enfants surdoués devraient s'efforcer de les aider dans leurs difficultés avec toute leur force, en les reconnaissant et en les guidant.

XII/ SUR LE DIAGNOSTIC DIFFERENTIEL DE L'AUTISME (1968)

Vers la même époque (automne 1943 et début 1944), Leo Kanner de Baltimore et Hans Asperger de Vienne ont décrit des types d'enfants présentant des comportements perturbés. Tous deux ont choisi le mot « autistique » pour caractériser cette anomalie (« autisme infantile précoce » et « psychopathes autistiques »). Ce n'était pas leur création autochtone, mais plutôt une expression utilisée par Eugen Bleuler, qui décrivait ainsi un symptôme de la schizophrénie. Les personnes atteintes de schizophrénie se retirent complètement (αὐτός, autos) dans leur propre moi, perdent le contact avec la réalité, ne s'occupent plus du monde extérieur, manquent d'initiative, n'ont pas d'objectifs précis, négligent de nombreux aspects de la réalité, sont désorganisées, ont des idées soudaines et des comportements étranges, une motivation insuffisante pour de nombreuses actions individuelles ainsi que pour l'ensemble de leur attitude envers la vie, sont caractérisées par un caprice lunatique, et désirent simultanément quelque chose et son contraire. Eugen Bleuler n'a cependant pas seulement utilisé le terme « autistique » pour les malades mentaux : lorsqu'il parle dans son œuvre bien connue de la « pensée autistique et indisciplinée en médecine », il souligne à quel point les caractéristiques autistiques sont répandues jusqu'à la pensée scientifique. Mais il ne mentionne pas un mot sur les caractéristiques enfantines de ce type.

Pourtant, de manière très singulière, Kanner et Asperger

semblaient considérer le terme « autisme », c'est-à-dire la restriction de la personne et de ses réactions à son propre moi, ainsi que la limitation des réactions et des réponses aux stimuli de l'environnement, comme la meilleure désignation pour les types qu'ils voulaient décrire. Nous verrons qu'il s'agit de deux tableaux cliniques très différents, mais qui présentent néanmoins des similitudes étonnantes dans plusieurs détails.

Depuis lors, une discussion mondiale s'est développée sur ces problèmes, générant une littérature considérable, en particulier dans les pays anglo-saxons, ainsi qu'au Japon, portant non seulement sur l'étiologie et la classification des tableaux cliniques, mais également sur des méthodes de traitement psychothérapeutique et pédagogique spécifiques. Au départ, il s'agissait uniquement des enfants du type de Kanner (les auteurs anglo-saxons se référant rarement à la littérature germanophone, ce qui n'est pas réciproque dans la même mesure). C'est le grand mérite de Van Krevelen d'avoir également porté le type d'Asperger à l'attention des auteurs anglo-saxons et d'avoir encouragé les comparaisons. Mais même en ce qui concerne l'« autisme infantile précoce » de Kanner, les dossiers sont loin d'être clos. Des considérations différentielles diagnostiques difficiles subsistent, sur lesquelles nous dirons quelque chose par la suite.

En ce qui concerne l'étiologie de l'autisme, deux points de vue opposés s'affrontent essentiellement : le point de vue psychogénétique et le point de vue biologique. Le premier, qui explique cette condition (tout comme de nombreux autres troubles du développement) à partir d'une réflexion psychodynamique, attribue l'état à la situation environnementale, en particulier aux frustrations d'ordre émotionnel. Le second point de vue attribue cette condition à des facteurs

194

biologiques et constitutionnels. Après avoir examiné en détail les arguments contradictoires, Rimland se range du côté de l'étiologie biologique, ce que nous soutenons pleinement. L'uniformité de l'image clinique, sa formation précoce, la concordance chez les jumeaux monozygotes ainsi que la prédominance des garçons (environ quatre fois plus) indiquent dans la même direction, ce qui rend difficilement explicable par une étiologie exogène issue de l'environnement ou de la situation éducative, du moins pas seule, mais tout indique plutôt une genèse constitutionnelle.

Un débat passionné a fait rage dans le monde entier pour savoir si l'autisme infantile était identique à la schizophrénie infantile. Kanner, en général, a rejeté cette idée, ne considérant que la possibilité que parmi les « nombreuses maladies appelées schizophrénie », l'autisme puisse être l'une d'entre elles. Il convient toutefois de noter qu'aux États-Unis, le diagnostic de schizophrénie chez les enfants est extrêmement fréquent et semble inclure des parcours de maladie très différents de ceux qui seraient décrits dans la littérature psychiatrique européenne, tant en termes d'étiologie que de cours et de pronostic ; ce n'est que récemment que des voix aux États-Unis ont commencé à appeler à la réflexion et à la limitation.

Rimland a examiné cette question de manière approfondie. Il soutient fermement que l'autisme infantile précoce n'est pas une schizophrénie et qu'il existe de nombreuses différences entre les deux. Citons simplement les suivantes : la schizophrénie est un processus qui commence après un développement normal, chez des enfants auparavant tout à fait normaux (ce que nous ne voudrions en aucun cas affirmer pour tous les cas !), et qui conduit à une grave démence - tandis que les enfants autistes sont atypiques depuis le début. D'après notre expérience, nous ajoutons que les enfants qui développent la schizophrénie à l'âge préscolaire développent plutôt tôt un langage complet, qui perd ensuite son « caractère communicatif » en raison du processus de la maladie et finit par disparaître plus ou moins complètement. Nous ne sommes pas tout à fait d'accord non plus lorsque Rimland mentionne, comme critère distinctif supplémentaire, que les enfants schizophrènes, contrairement aux autistes, ont un état de santé précaire depuis la naissance, présentent des anomalies de la respiration, de la circulation sanguine, du métabolisme, de la motricité, des symptômes neurologiques légers, présentent des anomalies de l'EEG dans 80 % des cas, ne sont pas « solitaires », mais ont tendance à être intrusifs, à rechercher le contact - nous pensons plutôt que les cas ainsi décrits sont une extension de la notion de schizophrénie, ce que nous considérons comme inapproprié, et qu'il s'agit plutôt d'enfants ayant des troubles cérébraux organiques, qui peuvent certes présenter des symptômes rappelant parfois une « psychose fonctionnelle ». En revanche, nous sommes tout à fait d'accord sur les critères selon lesquels les schizophrènes sont remplis d'une angoisse grave et irrationnelle, et que les enfants, à certains moments, présentent des symptômes hallucinatoires ou que l'on peut du moins les inférer (par exemple, à partir du « regard hallucinatoire »).

De plus, il existe une hérédité concordante dans les cas de schizophrénie, ce qui n'est pas le cas chez les enfants autistes - cependant, nous pensons pouvoir déduire suffisamment d'éléments des publications de Kanner et de ses élèves pour soutenir une origine héréditaire de l'« autisme infantile précoce », comme nous le soutiendrions également pour les cas que nous avons observés du type de Kanner (des caractéristiques très similaires à celles décrites par Kanner, mais avec des traits autistiques évidents).

La distinction entre l'état décrit par Kanner et les troubles de la personnalité dus à des processus organiques cérébraux est tout aussi difficile. Kanner lui-même et ses élèves (comme Eisenberg) ont toujours souligné que l'autisme infantile précoce était un trouble très rare, mettant en garde contre une « élargissement » et une « dilution » du diagnostic, et souhaitant exclure les cas ayant une étiologie clairement organique cérébrale de leur diagnostic.

Il est vrai que l'on trouve effectivement chez des enfants atteints de troubles comportementaux à la suite de troubles cérébraux prénataux, péri- ou postnataux, notamment après des encéphalites précoces, des enfants qui ressemblent étonnamment à bien des égards au type d'autisme infantile précoce, mais qui présentent également des signes plus ou moins évidents de troubles cérébraux.

On retrouve les « manifestations expressives » typiques qui permettent de reconnaître facilement les comportements autistiques (peu pris en compte par les Américains) : le regard « absent », tourné vers l'intérieur, qui accorde peu d'attention aux personnes de l'environnement, l'expression faciale pauvre, tous les traits typiques du langage décrits par Kanner (ici encore, nous aimerions ajouter que, en règle générale, les qualités expressives de la parole sont également inhabituelles - monotonie ou anomalies de l'intonation, de la mélodie de la parole).

Chez les sujets atteints de troubles cérébraux présentant des traits autistiques, il existe des différences significatives de niveau intellectuel, parfois même une déficience intellectuelle sévère. Mais des niveaux intellectuels très variés sont également présents chez les enfants atteints d'« autisme infantile précoce ». Il est certain que chez les sujets atteints de troubles organiques, on peut souvent observer des caractéristiques psychologiques considérées comme typiques d'une « déficience de fonctionnement cérébral », telles que des troubles de la perception des formes ; mais cela ne s'applique pas à tous les cas. Dans tous les cas de comportement autistique, il est cependant nécessaire d'évaluer attentivement tous les éléments pouvant plaider en faveur ou contre une cause organique : des antécédents prénataux, péri- et postnataux détaillés, la recherche de symptômes neurologiques même minimes (les programmes d'examen sont devenus très étendus ces derniers temps, notamment en incluant des réflexes posturaux et de posture), l'encéphalographie et en particulier l'EEG. Il ne faut pas non plus négliger l'examen des anomalies métaboliques héréditaires (« erreurs innées du métabolisme »), car de nombreux troubles de ce type, notamment la phénylcétonurie, s'accompagnent de symptômes autistiques graves, d'un retrait total de la réalité.

Depuis longtemps, nous avons remarqué un fait : même chez les cas où il a été prouvé avec certitude ou une forte probabilité qu'une cause organique était à l'origine du comportement autistique, des traits autistiques distinctifs étaient également présents chez les ascendants, en particulier chez les pères. Cela suggère fortement qu'il doit exister une disposition constitutionnelle à réagir de manière autistique, qui est ensuite « mise en évidence » ou même caricaturée par le trouble cérébral. Nous reviendrons sur ce fait plus tard.

Par ailleurs, Destunis a récemment exposé qu'il existe souvent des psychoses similaires à la schizophrénie basées sur des lésions cérébrales organiques - une observation tout à fait parallèle à ce qui précède.

L'autisme infantile précoce doit également être différencié des états d'arriération mentale. Cependant, comme nous l'avons déjà expliqué, il est courant que les enfants atteints de retard mental d'origine cérébrale présentent également des traits autistiques et ainsi manifestent plus ou moins complètement le tableau clinique de l'autisme. D'autre part, les types de Kanner, s'ils ne développent pas de langage, finissent également par une déficience mentale profonde.

Cependant, les « autistes précoces » se distinguent clairement des cas de retard mental « ordinaires » : ils ne présentent pas les déformations corporelles si fréquentes chez les personnes atteintes de retard mental, l'apathie dans le regard et l'expression faciale, mais sont généralement de belle apparence et ont une grande habileté lorsqu'ils le souhaitent (contrairement à la motricité souvent altérée des personnes atteintes de retard mental). Ils montrent également, lorsque leur intérêt et leur activité sont focalisés, des capacités mnésiques particulières, des aptitudes spéciales, par exemple dans le domaine musical (par exemple, un enfant qui ne développe pas de langage dispose d'un répertoire riche de mélodies complexes).

Le comportement autistique doit également être différencié de la surdité-mutisme. Les parents y pensent souvent car ces enfants semblent être « déconnectés » de nombreux stimuli externes, y compris les stimuli auditifs. En réalité, les enfants sourds, qui manquent d'un « outil de contact » aussi important que l'ouïe, présentent souvent des difficultés comportementales similaires au comportement autistique :

des agressions insouciantes, une résistance aux demandes (et on a l'impression qu'ils ne « veulent » pas comprendre). Cependant, pour un professionnel expérimenté, la distinction entre l'enfant sourd et l'enfant autiste n'est pas difficile, en dehors des examens auditifs spécifiques : il s'avère que l'enfant autiste réagit parfois aux bruits ou aux sons (ce qui n'est pas le cas de l'enfant sourd). Surtout, l'enfant sourd recherche activement le contact humain par d'autres moyens que l'ouïe ; il a un regard expressif, une expression faciale exagérément animée et expressive, il « communique » avec les autres de manière très vivante, il est donc fondamentalement différent de l'enfant autiste qui n'est pas du tout intéressé par tout cela. - Bien sûr, il existe également des enfants « complexes » qui présentent à la fois des troubles neurologiques et auditifs, ainsi que des traits autistiques dans leur comportement. Cela pose alors des problèmes diagnostiques très complexes.

Ensuite, nous aborderons la discussion entre le type de comportement autistique d'Asperger et celui de Kanner.

Si l'autisme infantile précoce de Kanner est un état proche de la psychose, voire psychotique (bien qu'il ne soit pas identique à la schizophrénie infantile), les « cas centraux » d'Asperger sont des enfants extrêmement intelligents, dotés d'une spontanéité et d'une originalité de pensée exceptionnelles, avec des capacités particulières en matière de logique et d'abstraction - même s'ils peuvent parfois avoir une pensée plus ou moins « déroutante », c'est-à-dire qu'ils suivent leur propre voie, indifférents à la réalité (tout comme la pensée du paranoïaque, bien que de manière pathologique, est strictement logique mais déconnectée de la réalité) ; dans ce contexte, il convient également de noter que ces enfants ne sont pas tant préoccupés par la richesse du monde que par des intérêts spécialisés souvent très inhabituels et peu pratiques. Une différence importante par rapport à l'autisme infantile précoce est également le fait que les types mentionnés développent très tôt (souvent avant de marcher librement) un langage parfait, grammaticalement élevé, d'une grande précision, avec des expressions indépendantes, « embryonnaires », créées à l'instant (ce qui peut parfois rappeler les néologismes schizophréniques). Cependant, il convient de noter dès à présent que le langage de ces enfants a en commun avec celui des types de Kanner, qui est si imparfait, le fait que son objectif principal n'est pas de créer des relations interpersonnelles ou de « communiquer » quelque chose à l'autre, mais plutôt de s'exprimer de manière autonome, de donner une voix à leurs intérêts spontanés, sans montrer d'égard ou d'adaptation à l'auditeur, tant dans les manifestations expressives que dans le contenu.

Étant donné que ces enfants se développent sur un plan de personnalité bien plus élevé que les types de Kanner, il est compréhensible qu'ils posent des conflits plus importants et qu'ils fassent l'objet d'une observation médicale plus tard, vers le milieu de la petite enfance. Cependant, avec le recul, on peut reconnaître qu'ils semblent être marqués par leur particularité depuis le début de leur vie, tout comme l'autre type. Par ailleurs, nous pensons avoir suffisamment d'indications pour affirmer qu'il s'agit là d'une caractéristique innée, voire héréditaire, d'une personnalité, ce qui correspond strictement à la définition d'une psychopathie, même si nous admettons que les influences formatrices de parents de nature similaire peuvent être importantes (mais qu'elles ne peuvent pas expliquer à elles seules l'état).

Étant donné que le trouble chez « nos » enfants est loin d'être aussi grave que chez les autistes précoces, il est également compréhensible que le pronostic social soit bien meilleur. Même s'ils sont en conflit constant, en particulier pendant leur enfance et leur scolarité, ils suivent leur propre voie avec une spontanéité et une originalité marquées, sans se laisser détourner et avec une assurance presque irréelle. Ils se dirigent souvent vers des professions scientifiques ou artistiques excentriques, parfois avec des capacités qui frôlent le génie. Il semble même que pour certaines performances scientifiques ou artistiques exceptionnelles, une dose d'« autisme » soit presque nécessaire : un certain détachement de la réalité concrète et pratique, une focalisation sur un domaine spécifique travaillé avec une dynamique puissante et une grande originalité, parfois jusqu'à l'excentricité, une restriction ou une déviation des relations affectives avec les autres êtres humains.

Bien que ces deux types diffèrent dans leur niveau intellectuel et leur niveau de personnalité, des similitudes sur des aspects essentiels et des détails subtils sont néanmoins observées ; ce sont sans aucun doute ces similitudes qui ont conduit les deux auteurs à choisir indépendamment le même nom pour exprimer la nature du trouble. Lorsque Kanner essaie de décrire cette nature en utilisant les termes « phénomène inné d'un déficit particulier dans la formation de contacts affectifs », cela s'applique également aux types d'Asperger.

Tous les auteurs qui ont essayé de décrire et d'interpréter ces enfants ont fait des déclarations similaires sur la nature du trouble. Asperger parle d'un déficit dans la région affective (« thymique ») de la personnalité (et en tire également la perturbation des relations interpersonnelles ainsi que les comportements sexuels anormaux), Van

Krevelen parle d'une perturbation des capacités « intuitives » (ce qui, selon sa description, signifie la même chose) ; la même interprétation se retrouve chez Friedemann : l'autisme est une perturbation du développement dans le domaine dynamique de la personnalité, une aliénation (au sens de la psychologie des profondeurs). Les interprétations approfondies de l'autisme par J. Lurz vont dans la même direction : il s'agit d'une perturbation de la structure du moi, d'une faiblesse du moi, d'un manque d'intégrité de la personnalité. Bosch le décrit également comme un état de faiblesse, parlant d'une absence ou d'un retard dans la constitution d'un monde propre et commun. Tous ces critères finalement si similaires sont communs aux deux types de comportement autistique.

Mais les similitudes vont encore plus loin, jusqu'à des détails subtils. Il y a d'abord les correspondances dans les manifestations expressives, les particularités du regard et de l'expression faciale, dont nous avons déjà dit qu'elles se retrouvent à la fois chez les enfants ayant des troubles organiques du cerveau et chez les types classiques de Kanner. Mais on retrouve la même chose chez les enfants d'Asperger. Même chez les enfants que nous avons décrits, qui sont beaucoup plus organisés, on retrouve des stéréotypies de mouvement, une restriction de l'activité sous forme de stéréotypie, par exemple une fixation fétichiste sur un jouet particulier, une fixation sur une situation environnementale spécifique (c'est pourquoi les enfants autistes éprouvent un mal du pays extrêmement difficile et durable lorsqu'ils changent d'environnement, précisément parce qu'ils ne peuvent pas s'enraciner dans une nouvelle situation avec le sentiment que les enfants normaux peuvent avoir en présence d'une situation nouvelle et de personnes différentes).

Une particularité amusante que nous avons souvent observée chez les enfants atteints d'autisme infantile précoce ainsi que chez « nos » enfants est leur inclination à faire tournoyer des objets qui ne semblent pas du tout s'y prêter - des pièces de monnaie, des blocs de construction, voire même des chaises -, avec une habileté exceptionnelle, manifestant visiblement une grande satisfaction dans ce mouvement rotatif. C'est en même temps un exemple du fait que ces enfants, qui sont généralement maladroits, voire franchement apraxiques, sont capables de performances dextres particulières lorsque leur émotion les y pousse.

Les similarités dans le domaine linguistique sont également étonnantes - à la fois dans les manifestations expressives et dans les qualités « thymiques » du discours (nous en avons également déjà parlé précédemment). Mais il y a aussi des similitudes sur le plan du contenu : ce que Kanner a justement souligné comme étant particulièrement typique de ses enfants autistes, c'est qu'ils apprennent très tard, voire jamais, à utiliser le pronom « je » (au lieu de se référer à eux-mêmes comme « il » ou « tu » ; il appelle cela « inversion pronominal »). On retrouve souvent cela également chez « nos » enfants, qui sont pourtant bien plus développés, ce qui témoigne du fait que ces types sont « désintégrés », qu'ils n'ont pas d'ancrage en eux-mêmes ! On observe également une tendance à l'utilisation stéréotypée de certains termes (encore une fois, presque « fétichiste » !) ici et là.

En général, les anomalies du langage révèlent clairement la nature de l'autisme, à savoir l'incapacité à développer des relations interpersonnelles issues de la profondeur de l'âme (« contacts

204

affectifs », selon Kanner) : le langage, quelle que soit la diversité de son niveau, n'a pas tant un caractère « communicatif ». Il n'apparaît pas comme un moyen suprême propre à l'homme, ce « zoon politikon », pour trouver le chemin vers l'autre, mais plutôt comme une stéréotypie, comme un mouvement à vide, comme tant d'autres choses chez les autistes. Il est l'expression des impulsions spontanées, l'expression des problèmes internes - bien que très originaux - qui sont très unilatéraux. Ainsi, lorsque l'enfant autiste parle, il ne cherche ni n'a besoin d'un interlocuteur ; même s'il parle de manière très intelligente, il n'a absolument aucune idée de savoir s'il vaudrait mieux parler dans une situation donnée ou s'il serait préférable de « laisser le silence être d'or » ; il n'a pas non plus besoin d'être écouté, il « résonne » sans tenir compte de cela !

En fin de compte, après nos réflexions, nous nous retrouvons face à un fait étonnant : on peut qualifier de « comportements autistiques » des troubles comportementaux de différentes origines, qui peuvent certes être distingués et doivent l'être, mais qui présentent néanmoins de grandes similarités dans leur caractère global.

Mais nous voulons aller encore plus loin. Nous sommes d'avis que comporter des comportements « autistique s» est une possibilité générale de l'existence humaine. Certes, il est profondément enraciné dans l'être humain d'être « interpersonnel » : bien avant que ses capacités intellectuelles ne se développent, donc dès la petite enfance, l'enfant humain dispose de possibilités de contact différenciées ; il est capable de produire des expressions (comme le souligne brillamment L. Klages) (avec le regard et la mimique, la gestuelle et les vocalisations) et de percevoir les manifestations expressives des autres (ainsi, il comprend l'affectif du langage bien avant de pouvoir saisir le «sens intellectuel des mots») ; il se dirige avec une forte dynamique vers les autres (R. Spritz l'a décrit de manière très impressionnante comme « trouver un objet », bien que nous ayons des réserves quant à qualifier une telle empathie personnelle de « relation d'objet »).

Mais l'homme n'est pas seulement partie du monde, en résonance avec les êtres et les choses, en quelque sorte une fonction de la situation respective. Il est aussi un « Soi », en lui-même, se distingue de l'environnement. Il y a des phases de développement où cela se manifeste particulièrement fortement : certaines phases d'anxiété chez le jeune enfant, en particulier l'adolescence, qui peuvent entraîner de graves conflits avec l'environnement, un profond désarroi pour les éducateurs. Certaines expériences peuvent également renvoyer l'individu à lui-même, le rendre « autistique » d'une certaine manière - déceptions, souffrances intenses par exemple ; les manifestations expressives et l'expérience de l'individu dans la dépression présentent de grandes similitudes avec l'autisme. Enfin, l'être humain se comporte également de manière « autistique » dans des états de création et d'activité mentale spontanée, car il doit se protéger en grande partie du monde extérieur, des êtres humains et des choses, à la fois extérieurement et intérieurement - ceci peut être illustré par de nombreux exemples dans les descriptions poétiques, les arts visuels (comme chez Rembrandt) et la caricature. Ainsi, nous devons donc reconnaître, en adoptant le principe « rien de ce qui est humain ne nous est étranger » : il est généralement possible pour l'homme de se comporter de manière autistique !

Dans des circonstances pathologiques - que ce soit en raison d'une maladie cérébrale, d'une prédisposition, certainement aussi en interaction avec des stimuli environnementaux anormaux - des degrés pathologiques d'autisme peuvent se développer, dont l'extrême est la psychose, la schizophrénie ou l'état gravement anormal de l'« autisme infantile précoce ».

Dans ce travail, seule la problématique de diagnostic différentiel a été abordée, pas la description et l'interprétation des tableaux cliniques, ni l'étiologie (il convient de noter seulement que Kanner estime que la cause de l'autisme infantile précoce est « un mystère »). Pour ces problèmes, nous renvoyons à la littérature abondante.

XIII/ CE QUE LA PEDAGOGIE PEUT APPRENDRE DE LA MEDECINE (1980)

Le discours de Karl Wolf à Salzbourg en 1974, intitulé « Natura magistra » - « La nature comme maîtresse », reste vivement ancré dans ma mémoire, et beaucoup d'entre vous, fidèles participants à nos conférences, en auront également le même souvenir. Oui, j'aimerais considérer ce concept comme la devise de nos rencontres : nous devons suivre la nature dans toute sa diversité, en incluant également le domaine spirituel dans la « nature » humaine, lorsque nous, ce cercle d'éducateurs, souhaitons discuter de nos tâches. Nous devons rester fidèles à la nature, je le dis, ne pas réduire trop de choses de manière conceptuelle, car cela peut facilement conduire à des extravagances.

La nature inclut - et c'est ce que je vais développer devant vous aujourd'hui - ce qui sort de l'ordinaire, de la norme, ce qui est pathologique, maladif. Si nous reconnaissons cela et en tirons les conséquences pour l'éducation, alors nous comprenons l'être humain et pouvons lui être adaptés.

Il n'est pas facile de définir ce qu'est réellement la santé et la maladie. La santé est-elle une norme statistique - et la maladie ce qui en sort ? Mais la vie n'est jamais en équilibre, se situant au milieu de la courbe de Gauss, elle vit des oppositions, oscille autour d'elles, parfois de manière extrême dans des situations extrêmes, influencée par des facteurs internes et externes, pour y être ainsi mieux préparée. « L'équilibre » serait l'entropie, la mort par le froid. Mais, vu autrement, la maladie est-elle un défaut, une perte d'organe, une défaillance fonctionnelle ? Ou fait-elle partie de la vie de chacun d'entre nous ?

Si nous cherchons à comprendre plus profondément la vie, nous réalisons que ses oscillations sont toujours aux limites de l'échec, que nous défions constamment l'échec pour être pleinement conscients de la vie dans toute son intensité : l'alpiniste qui vit dans l'air le plus ténu, à la limite du supportable, l'ascète qui se pousse physiquement et mentalement jusqu'aux limites extrêmes - et le malade qui protège la flamme de la vie jusqu'à son dernier souffle.

Ainsi, on peut dire que la fragilité fait partie de la nature humaine, pas la perfection - exiger cela serait une utopie, une impossibilité. C'est précisément ce que l'on peut dire de la célèbre demande de l'Organisation mondiale de la santé selon laquelle chaque individu devrait bénéficier du plus haut niveau possible de santé physique, mentale et sociale, et que cela devrait être obtenu, organisé, peut-être par cette grande entité anonyme à laquelle il suffirait de se soumettre. Mais n'est-ce pas l'insatisfaction générale qui règne aujourd'hui, en grande partie due au sentiment de plus en plus présent de l'inhumanité d'une telle « organisation de la santé » ?

Cependant, une vérité biologique indéniable est la suivante : les qualités et les difficultés d'une personne, ses capacités particulières et ses traits clairement pathologiques vont de pair, se conditionnent mutuellement, ils sont indissociables ; il n'est pas possible de simplement traiter ce qui est maladif. C'est précisément le surdoué qui doit également faire face à un degré élevé de vulnérabilité et de souffrance. L'histoire personnelle de tous les grands esprits en est la preuve.

Les grands esprits en étaient toujours conscients, et voici quelques citations à ce sujet : « Ah, maintenant je reconnais que rien de parfait n'est accordé à l'homme », se plaint Faust. Et le poème bouleversant de Mörike, précisément dans sa naïveté : « Je porte ma croix et mes souffrances / je les écris avec de la craie / et celui qui n'a pas de croix et de souffrances / qu'il efface mes rimes ! » • - mais elles restent indélébiles ! Et enfin : « Vole la lumière du gosier du serpent ! » (Journal roumain de Hans Carossa) - arrachée au serpent, sans cela, il n'y aurait pas de lumière ; le serpent, la souffrance et le danger comme prérequis de l'excellence - voilà l'existence humaine. À partir de là, on en vient à des idées sur « la beauté dans la pathologie » (titre d'une conférence inoubliable du pathologiste Marsch) - pas sans danger, lorsqu'on considère que cela peut inclure des tendances essentielles de l'art moderne, ainsi que toutes leurs dissimulations, la laideur, la pathologie pouvant être érigées en culte. Nous devons cependant nous en tenir à l'ancienne correspondance du beau, du bien et du vrai, mais nous ne devons pas réduire la notion de beauté à ce qui est joli, agréable et mesquin. Il me semble que c'est précisément l'éducateur qui devrait connaître ces liens. Il devrait en parler aux jeunes et leur dire ce qu'est l'être humain. Il peut trouver des preuves de cela chez tous les poètes, en général chez tous les artistes. Schiller, grand interprète de l'existence humaine, l'a magnifiquement exprimé : « Tu partages le savoir avec les esprits élevés, / l'art, ô homme, est tien ! » - les esprits élevés, les esprits purs, les anges, ne peuvent pas avoir d'art, celui-ci ne provient que de la fragilité de l'homme, de sa capacité à souffrir, de l'inclusion du « pathologique » ! C'est cela que l'éducateur doit enseigner et vivre. Il agit ainsi à l'encontre de la tendance effrayante du

« mouvement du temps », du « cours du temps », où dans la vie d'une personne, le confort et la capacité de jouissance sont les seuls idéaux, où la conscience, si elle n'est pas abolie, est néanmoins réduite car la conscience est inconfortable. On tue sans scrupules des enfants dans le ventre maternel (ils sont « arrivés » alors qu'on ne cherchait que du plaisir - et maintenant, il faut en assumer la responsabilité ?). Nous endurcissons nos cœurs face à la souffrance des autres et à la faim dans le monde. Et pourtant, la compréhension de la souffrance devrait nous conduire, à nous-mêmes, dans nos propres profondeurs (se connaître soi-même est le grand objectif de l'homme occidental, depuis les temps d'Apollon de Delphes, qui a fait inscrire cette exigence - « gnothi sauton » - sur le fronton de son temple), et cela devrait également nous inciter à aider nos semblables. Nous allons développer cela dans la suite. Ce qui sort de la norme est plus facile à reconnaître que ce qui est « normal ». C'est ainsi que l'école de la contemplation devrait commencer, que chaque éducateur doit traverser. La norme moyenne ne nous frappe pas, nous y reconnaissons l'essentiel. Nous ne remarquons pas la norme moyenne, nous y reconnaissons l'essentiel. Aux élèves qui aspirent à la connaissance de l'homme, nous donnons l'instruction suivante : cherchez ce qui est différent de l'attente, et à partir de là, à partir de l'apparence « frappante », pénétrez en profondeur, cherchez ce que l'esprit et l'âme expriment dans cette image apparente ! Cherchez précisément ce qui sort de la norme, la loi structurelle de cette personnalité enfantine est-elle reconnaissable ? En comprenant ainsi, de manière très individuelle, en nous démarquant de la notion de norme, la construction d'une personne, nous comprenons aussi les difficultés et les conflits de l'enfant avec son environnement, et en tant qu'éducateur, nous pouvons contribuer à la maîtrise et à la résolution de ces conflits. Ainsi, mes explications s'inscrivent dans la problématique générale de cette conférence. Cela doit maintenant être exemplifié. Il est très révélateur de constater une contradiction entre l'âge calendrier d'un enfant et l'impression réelle de son âge ; ce n'est pas tant la taille qui importe que d'autres retards de maturation : un retard de dentition est déjà assez largement connu et pris en compte à juste titre pour évaluer la maturité scolaire d'un enfant (au moment de l'entrée à l'école, les incisives devraient déjà avoir été en grande partie remplacées !). Ce critère n'est pas si fortuit : si l'on considère que la peau - et les dents sont des annexes de la peau - est formée à partir de la feuille germinale externe, l'ectoderme, tout comme le système nerveux central, que les dents et le système nerveux sont liés sur le plan du développement, il n'est pas surprenant de constater des parallèles dans le rythme de maturation. Mais il existe également d'autres critères pour les retards de maturation : les proportions de la silhouette et des formes faciales, comme l'a si bien décrit Wilfried Zeller, mais aussi des critères psychologiques : l'immédiateté du contact infantile et enfantin, se révélant dans un regard ouvert sur le monde ; l'enfant n'a pas encore appris à se distancier, tout comme il n'a pas encore acquis la distance de l'abstraction, le travail objectif. De là découlent des conflits typiques, car la demande de l'école et les capacités de l'enfant ne concordent pas. L'infantilisme physique et psychique n'est pas seulement important à l'âge de l'entrée à l'école : si le retard de maturation persiste, des troubles du travail (parfois malgré une bonne intelligence), des déficiences de l'intégration sociale persistent.   Et le plus tragique : la délinquance juvénile est souvent corrélée à l'infantilisme caractériel. Pourquoi cet exemple cité ci-dessus est-il si significatif ? Comme aucune autre créature vivante, l'homme vit consciemment dans le temps, vit le temps. « Temps, ton - l'authentique sacrement de l'homme », dit Josef Weinheber dans ses dictons calendaires « O homme, fais attention ! ». Mais la régularité de la maturation fait partie de la problématique du temps, surtout pour l'enfant. Si elle est perturbée - au sens de l'infantilisme ou, beaucoup plus rarement, de la précocité, des conflits difficiles à maîtriser et des problèmes de direction se posent. Un deuxième exemple : depuis les temps les plus anciens, probablement depuis que l'homme a commencé à réfléchir sur lui-même, la reconnaissance qu'il existe différentes instances de régulation nerveuse et aussi de régulation psychique : la conscience et la volonté (que nous avons en partie en commun avec les animaux, donc appelé « système nerveux animal ») - et la vie « végétative » (partagée avec le règne végétal), qui gouverne les régulations métaboliques et circulatoires, mais comprend également les processus inconscients, les processus affectifs (« thymiques »). Cela a également beaucoup à voir avec l'humeur fondamentale de l'homme, avec la capacité de se cramponner au monde « avec des organes agrippants » (Faust). Les désordres de la vie mentale, les conflits vécus avec notre environnement, se reflètent dans des troubles des fonctions végétatives - et sont reconnaissables à de tels symptômes, ils deviennent si évidents - précisément dans les manifestations expressives humaines que nous partageons avec les animaux - ce sont des voies de connaissance de la « recherche comparative du comportement », cela nous permet également de vivre avec les animaux, de les comprendre et de les aimer. Les manifestations végétatives se déroulent de manière involontaire et consciente - elles ne peuvent donc pas tromper si on les comprend seulement, elles peuvent également être « fabriquées » pour tromper. Elles sont des sismographes sensibles des processus psychiques pour celui qui sait observer. Un autre nom ancien pour le végétatif est également le système nerveux « sympathique », celui qui compatit, qui ressent avec, qui relie le corporel au psychique, le mental au somatique, les unissant en une seule personne qui, grâce à ces processus, devient reconnaissable et accessible à autrui, le rend capable de s'engager envers les autres.

Ainsi, ce sont les manifestations végétatives qui révèlent les sentiments, les affections et les émotions qui se produisent chez une personne à un moment donné : les processus au niveau des vaisseaux sanguins (comme le rougissement ou le blanchissement de la peau), des glandes (larmes, éclat ou opacité du regard), des muscles (mouvements moteurs, voire des tic), des « sentiments partagés » qui ont eux aussi leurs expressions typiques. Ce que nous avons dit jusqu'à présent doit être étendu dans deux directions : il ne s'agit pas seulement des émotions momentanées qui se déroulent au niveau du système végétatif, mais aussi des attitudes - et aussi des mauvaises attitudes - qui imprègnent profondément la vie de l'enfant, qui interfèrent fortement dans le processus de motivation. À titre d'exemple, on peut citer le trouble de concentration nerveuse, si fréquent et si déterminant pour le destin scolaire de l'enfant. Le talent intellectuel peut être normal, voire supérieur (et les enfants réussissent bien dans les tests passionnants et stimulants) - mais il manque cette « cohésion » nécessaire pour travailler à l'école et même dans les situations de devoirs à la maison, il manque la capacité de canaliser correctement les impressions sensorielles qui affluent, de se protéger des perturbations et des distractions, les enfants sont incapables d'une « attention active », ce qui entraîne des temps morts et une sensation d'impuissance. La combinaison avec d'autres symptômes végétatifs, dont nous avons énuméré certains, indique le chemin du diagnostic, mais aussi l'observation directe du comportement de travail de ces enfants conduit l'éducateur à la reconnaissance du trouble existant. Étant donné que bon nombre des destins scolaires et donc des destins de vie des enfants sont déterminés par ces conflits, il faut une grande implication de la part des éducateurs de ces enfants, une bonne collaboration entre médecins et psychologues, ces derniers ayant développé de bonnes méthodes de formation de la concentration qui ont fait leurs preuves en combinaison avec des méthodes générales de gestion des personnes. Et un deuxième point, déjà évoqué dans ce qui vient d'être dit : les fonctions végétatives ne sont pas seulement en jeu dans les frémissements d'ondes des affects momentanés, mais elles expriment également les dispositions fondamentales, les attitudes durables de la personnalité : l'oppression psychique, qu'elle soit causée de l'intérieur ou de l'extérieur, ou la peur qui dépasse la peur conditionnée par la situation ou la peur qui est inscrite en chaque être humain en tant que régulateur important, voire comme « début de la sagesse », et qui se situe déjà dans le domaine pathologique, ou enfin un déficit de vitalité, inhérent à la personnalité ou résultant d'une privation constante sur le plan physique ou psychique, mais qui se manifeste de manière reconnaissable dans l'attitude et le tonus (tension, ici aussi au sens figuré), voire dans la structure et la fonction de tous les organes (car la « trophie », la croissance des organes, est également contrôlée par le système végétatif !). Les processus psychiques peuvent être principalement et particulièrement reconnus par les signes végétatifs. La nature nous a donné la capacité de les reconnaître instinctivement, intuitivement, d'abord de manière inconsciente (et cette capacité, nous la partageons également avec les animaux, en particulier ceux qui sont habitués à vivre avec nous).   Mais il est également nécessaire de rendre ces sources de connaissance conscientes, de les enregistrer, de les systématiser. Cependant, c'est précisément à ce moment-là, lorsque « la pâleur de la pensée » s'immisce, que le danger survient de l'intellectualiser, de poser des questions, d'interpréter de manière erronée - et ainsi de se tromper. Une telle autocritique de l'éducateur, un doute constant sur soi, est nécessaire pour ne pas tomber dans ces erreurs ! Cependant, notons-le : la reconnaissance et la compréhension des processus végétatifs, en particulier lorsqu'ils basculent dans l'extrême et le pathologique, sont une source importante de diagnostic de la personnalité. Ce qui se manifeste devant nos yeux nous conduit, en tant qu'éducateurs, à l'intérieur de la personne de l'enfant ; cela nous amène au seuil de la compréhension des conflits qui se jouent ici. Mais lorsque, finalement, les symptômes végétatifs s'améliorent, tels que la « névrose organique » qui tourmentait l'enfant et les parents, nous avons également l'assurance d'avoir aidé l'enfant, l'enfant dans son ensemble. Après la pathologie de la maturation et celle des processus végétatifs, un troisième domaine de comportement anormal sera abordé : la pathologie du contact de l'enfant. Pouvoir être humain, pouvoir entrer en relation avec les autres, c'est une capacité existentielle de l'être humain dès son plus jeune âge. Pour cela, l'enfant est richement pourvu de moyens par la nature, qui font partie de son héritage inné, de son instinct. Mais cela est également nécessaire : un manque, une privation dans ce domaine est l'un des dommages les plus graves que l'on puisse infliger à un enfant en bas âge. Ainsi, dès le tout début, l'enfant a besoin, pour sa survie, de caresses et de câlins, de regards et de paroles maternelles (non pas le sens des mots de sa langue, qu'il ne comprendra que beaucoup plus tard). Des recherches récentes (bien que certaines restent hypothétiques) ont montré que cela est absolument nécessaire pour le développement de l'enfant, surtout dans les premiers jours, voire les premières heures après la naissance. Et dès le début, l'enfant est également capable de « répondre » à ces stimuli humains et maternels (qui sont vraiment des « stimuli clés » dans le sens de la recherche comparative du comportement) - par des vocalisations aussi variées qu'individuelles, allant du cri impressionnant aux regards et aux sourires, premiers signes d'une attention intentionnelle portée à autrui. Cela s'intensifie rapidement et s'individualise en un jeu fascinant, en même temps que la conscience de soi et la formation de la personnalité se déploient : à trois mois, le bébé réagit de manière indiscriminée à tous les visages, voire même à une attraction artificielle, et leur sourit ; à partir de cinq mois, le bébé commence à « étranger », à différencier clairement la personne familière et aimée (la mère) de l'étranger, à craindre et à rejeter (sauf si ce dernier gagne la confiance et l'attention de l'enfant par un comportement intelligent). Cela se différencie davantage en un jeu merveilleux entre les personnes, dans lequel l'espace vital, l'attraction et la répulsion, la familiarité et la crainte, la conduite et le fait de se laisser guider se tissent et se déploient ; cela exprime tout autant l'individualité inimitable de l'enfant que le distillat de toutes ses expériences antérieures. C'est un phénomène étrange qui n'était pas inclus dans le domaine de la psychologie de l'enfant plus âgée, ni le concept de « contact », ni sa pathologie (probablement parce que cette discipline était trop intellectuellement structurée, alors que ces phénomènes se déroulent à un niveau différent de l'intellectuel).

Aujourd'hui, cependant, les troubles du contact personnel suscitent un intérêt mondial. (Vous savez certainement que je suis moi-même impliqué dans ce développement). Une littérature scientifique déjà considérable traite de « l'autisme infantile » (le terme « autisme » signifiant tourné vers soi-même, centré sur soi (autos), centré sur son propre soi, les deux premiers auteurs, Leo Kanner et Hans Asperger, ont appelé cet état. Bien que les images décrites par les deux auteurs diffèrent selon l'étiologie et la phénoménologie, il y a néanmoins des similitudes frappantes dans le comportement. Ce n'est pas ici le lieu d'examiner de manière exhaustive la problématique fascinante de l'autisme infantile. Il convient simplement de mentionner qu'une telle limitation des relations humaines plonge inévitablement ces enfants dans de graves conflits avec leur environnement. Ils ne comprennent pas ce que le monde humain attend d'eux - et ils ne le font pas, au lieu de cela, ils enfreignent constamment les lois non écrites et écrites qui régissent ce comportement depuis toujours.

Le « piège central » du type que j'ai décrit montre une forte spontanéité dans la pensée et l'action, un talent particulier pour l'abstraction, pour la pensée critique indépendante qui évite les rails tracés et cherche ses propres chemins, qui parfois s'aventurent dans l'absurde. Mais le monde exige d'eux qu'ils réagissent correctement, qu'ils apprennent ce qui leur est présenté, qu'ils soient conformistes. Cependant, ils ne peuvent pas et ne veulent pas le faire. Avec une insolence incroyable, ils se confrontent à leurs parents et à leurs enseignants, débattent avec eux, sans respecter la sagesse des aînés.

Le « saint courroux » de l'éducateur ne les plie pas, encore moins le profane ! Ils en profitent même, ils trouvent cela intéressant d'irriter l'éducateur. C'est pour eux un objet intéressant d'observation psychologique aiguisée.

Le comportement des enfants autistes intelligents (dans notre pays, presque exclusivement des garçons) est une preuve importante de notre thèse énoncée ci-dessus : à savoir que les avantages et les difficultés d'un enfant sont indissociablement liés, qu'il faut respecter cela, qu'on ne peut pas éliminer l'un et laisser l'autre. Mais si on s'adapte à leurs particularités, si on joue avec eux, voire si on s'identifie à eux, si on explique aussi à leur groupe (par exemple en tant qu'enseignant de la classe) les particularités de ces enfants, on atténue les conflits avec eux, on leur donne une place dans la communauté en leur permettant de mettre en valeur leurs qualités exceptionnelles. Et bien que les enfants autistes soient difficiles à atteindre sur le plan émotionnel, lorsqu'ils se sentent compris, des liens peuvent néanmoins être établis qui durent toute une vie.

Chers auditeurs, je vous ai raconté un peu de mon atelier, celui d'un pédopsychiatre passionné par l'éducation. Quel était le but ? Certainement pas de vous transformer en amateurs de médecine, de vous conduire à une acceptation inconditionnelle de ma façon de penser. Ce serait voué à l'infécondité. Il ne s'agit pas non plus de créer un système de psychopathologie de l'enfance que l'on pourrait apprendre à partir des descriptions.

Mais comment apprend-on d'un enseignant - le jeune homme qui vient de se lancer dans le métier de l'éducation, mais aussi l'expérimenté qui est conscient qu'il doit « toujours s'efforcer de s'améliorer », qu'on n'apprend nulle part, surtout pas dans la relation avec les êtres humains ? Lors de la dernière réunion du « Club de Rome », ici à Salzbourg, on a postulé que le « l'apprentissage créatif » était une voie importante pour sortir de la crise profonde de notre époque. Je l'interpréterais ainsi : on regarde la construction de la pensée de l'autre depuis son propre point de vue (- oh, si seulement on pouvait s'y enraciner solidement ! -), on la confronte à ce qui a grandi en soi comme expérience ; ensuite, le processus d'appropriation créative doit intervenir, ce qui signifie prendre une décision ; pas une forme d'adoption, de se parer de cela, qui est un vol, mais plutôt reconnaître ce qui est similaire et ce qui est différent. « Ce que l'autre a reconnu ne m'a pas encore frappé, il a raison, je le remercie pour cela ! » « Non, mais maintenant que l'autre le dit ainsi, je me rends compte que ma propre position est la bonne et non la sienne ; je dois m'en distancier de manière critique ! ». Tout cela doit cependant être constamment confronté à un doute vigilant envers soi-même, à une conscience claire de sa propre possibilité d'erreur. Dans le processus de connaissance, rien n'est plus dangereux qu'un sentiment d'évidence trop élevé, l'opinion selon laquelle tout ce que l'on pense et dit est certain, un danger qui grandit avec les années qui passent : on appelle cela « l'expérience » et on se fixe - et on se rétrécit ainsi, on se prive de la capacité d'apprendre. Ainsi, rétrospectivement, on peut dire ce qui suit : la capacité de dire quelque chose de valable même à un âge avancé dépend de la capacité à maintenir ce processus d'appropriation créative dont j'ai essayé de parler. Et ce que la vieille femme dit à la jeune fille en matière d'amour (chez Mörike), cela vaut aussi en matière de science

: « J'ai été jeune, je peux aussi en parler. Je suis devenue vieille, c'est pourquoi ma parole compte ! ».

Ce qui se cachait entre les lignes dans ce qui a été dit jusqu'à présent doit maintenant être traité un peu plus en détail : comment passer du diagnostic, de la reconnaissance des troubles et des difficultés, de la cause des conflits à la bonne gestion des conflits, de sorte que l'enfant puisse se réaliser dans ce monde ?

Je pense qu'il doit rester indéniable que l'approche thérapeutique ne doit pas être basée sur des principes déduits, mais sur la connaissance de la personne individuelle de l'enfant, de ses particularités et aussi de ses particularités anormales qui découlent de la disposition et de l'histoire vécue. Les conflits qui persistent, voire s'aggravent, qui entravent les développements positifs et peuvent entraîner des dommages secondaires (ce qu'on appelle la névrotisation) résultent en grande partie du fait qu'on ne reconnaît pas ce que l'enfant exprime, dans le langage de ses organes et dans son comportement global.

J'ai donné quelques exemples de pathologie ci-dessus. Ce qui suit doit indiquer comment les conflits qui en résultent peuvent être « surmontés », dans la mesure du possible pour les êtres humains et leur environnement. Il faut également montrer qu'il ne faut pas se satisfaire trop facilement, ne pas se contenter de causalités apparentes.

Les conflits résultant d'anomalies de maturation sont inévitables si, par exemple, on ne prend pas correctement en compte le retard de maturation, en particulier de maturation psychique. Une surcharge de l'enfant - par exemple, un enfant scolarisé trop tôt - est inévitable, une névrotisation secondaire avec des symptômes

« psychosomatiques », de graves difficultés comportementales (comme des agressions dangereuses), ainsi que de l'anxiété et du désespoir peuvent en être la conséquence. Un report de l'entrée à l'école, certes avec une prise en charge intensive de l'enfant dans le groupe préscolaire de la maternelle ou dans une classe préscolaire, peut réellement résoudre le problème, offrir des stimuli de maturation importants et permettre un développement normal ultérieur.

Cependant, cette perspective ne va pas toujours assez loin. Il y a des cas où un déficit de maturation plus grave se cache derrière un retard de maturation apparent : une privation de stimuli favorables (par exemple, parce que la mère, servant le fétiche du niveau de vie, croit devoir exercer une profession) ou une perturbation grave que les enfants subissent à cause des conflits dans le mariage en désintégration des parents et à cause de la bataille qui continue même après la séparation, l'enfant étant souvent utilisé comme arme, abusé contre l'ancien partenaire. Une telle situation - que j'ai souvent rencontrée - semble réellement pouvoir exercer une influence inhibitrice sur la maturation de la personnalité, tant pour le présent que pour toute la durée de vie qui est accordée à un être humain : il reste un défaut persistant qui - dans le sens de la « transmission sociale » d'A. Portmann - imprime à une telle personne l'étiquette de l'inachevé, du non-libre, de l'incapable de prendre des décisions. C'est là que les limites de l'aide compréhensive et des approches psychothérapeutiques sont également évidentes : aucune décision aussi compréhensible soit-elle d'un juge tutélaire, aucun conseil aussi bien intentionné d'un expert en pédopsychiatrie ne peut empêcher le parent qui « possède » l'enfant en ce moment de continuer à empoisonner l'âme de l'enfant avec la haine envers l'autre parent ; et on ne peut pas toujours compter sur le temps qui agit patiemment mais implacablement et qui finit par remettre les choses en ordre lorsque l'enfant finit par mûrir et penser par lui-même - pas toujours, dis-je, parfois les dommages restent incurables.

Comme deuxième exemple, j'ai décrit les dysfonctionnements végétatifs, ainsi que certains troubles de comportement et conflits qui en découlent. Encore une fois, il faudrait mentionner plusieurs approches thérapeutiques, allant de la thérapie suggestive pour certaines « névroses organiques » (si elles sont guéries, la situation conflictuelle existante peut parfois se calmer), aux méthodes de traitement psychologiquement fondées pour les troubles de concentration, à la thérapie par le jeu, à la « formation de créativité ». Mais ici aussi, il convient de souligner qu'il ne faut pas simplifier les choses, ni en ce qui concerne le diagnostic, ni en ce qui concerne le traitement : même si un symptôme organique disparaît grâce à un traitement suggestif, une tension familiale grave peut toujours être la cause de la symptomatologie, et une telle « thérapie révélatrice » (ainsi les psychologues de profondeur ont-ils moqué de telles méthodes) ne fait que masquer le problème sans le résoudre réellement.

Il est plus facile de comprendre que, dans le cas de particularités de caractère (comme les troubles du contact qui ont été décrits), comprendre l'enfant, l'accepter et s'engager avec lui est immédiatement utile. Le garçon autiste n'est plus l'étrange, l'étranger dans le monde, les agressions des autres qui poursuivent le « vilain petit canard » le défient ouvertement - l'enseignant a montré aux autres que celui qui est ostracisé par la foule est meilleur en calcul, qu'il comprend mieux les problèmes de pensée, qu'il peut mieux évaluer les personnes sur le plan psychologique : et maintenant il a sa place dans le groupe, les autres viennent à lui et lui demandent de l'aide pour les tâches, tolérant même son comportement professoral (« docteur en sciences »). Mais si seulement chaque enseignant reconnaissait aussi les avantages de l'enfant problématique (« enfant problème ») au lieu de penser qu'il est un fardeau pour la classe !

Ce qui a été présenté ici à travers des exemples individuels doit maintenant être formulé de manière générale et récapitulative. Nous sommes tous engagés dans le grand processus de l'éducation, qui fait de l'enfant un être humain libre et responsable, destiné à atteindre la connaissance de soi et l'engagement social. En tant qu'éducateurs, nous devons nous laisser guider par la nature, aiguiser notre regard pour les particularités, ce qui sort de l'ordinaire, pour les tensions et les contradictions. Ce sont précisément ces contradictions - individuelles et entre les individus - qui construisent la structure sociale et confèrent à chaque individu sa valeur. Il y a déjà deux mille cinq cents ans, à l'aube de l'Occident, un grand philosophe de la nature, Héraclite, l'a exprimé : « Le contraire est conforme, la plus belle harmonie naît de ce qui est différent en soi ». Cela signifie donc que le pathologique ne doit pas offenser le regard de l'esthète : il fait partie de l'image de la réalité et construit finalement son harmonie. Et le pathologique ne devrait pas non plus offenser le regard du moraliste : c'est une partie de la condition humaine, c'est notre destin - et cela nous pousse vers la perfection.

J'ai dit précédemment qu'il fallait aiguiser le regard. Mais comment fait-on cela ? Il faut regarder patiemment, regarder, dans la mesure où la vision acquise dépasse la vue innée. Il s'agit de comprendre les liens, d'intégrer les contradictions et les anomalies dans l'image, de maintenir les choses en équilibre précaire par une critique rigoureuse de sa propre méthodologie. La patience avec laquelle on observe les gens doit également s'accompagner du respect de la personne de l'autre, y compris de l'enfant : on doit prendre au sérieux ce qu'il dit - et aussi ce qu'il cache (bien qu'il puisse être salutaire pour l'enfant de l'amener à comprendre ce qui est caché par des questions empathiques - la méthode légitime de la psychanalyse).

Si l'éducateur mûrit de telles connaissances et les met en pratique, il commettra moins d'erreurs pédagogiques, sera mieux capable de « former » des enfants immatures en tant que « représentants de la vie » (Romano Guardini). Mais la recherche d'une vision approfondie apporte également une riche récompense à l'éducateur lui-même.

Puis-je me permettre de citer ici des mots grandioses de perfection de la bouche de Lynceus le guetteur ? - car nous aspirons tous, vous et moi, les jeunes et les vieux, sur la voie de notre métier d'éducateur, à la perfection. Maintenant donc :

Né pour voir,

Destiné à regarder,

J'ai prêté serment à la tour,

Le monde me plaît.

Je regarde au loin,

Je vois de près,

La lune et les étoiles,

La forêt et le cerf.

Ainsi je vois en tout La beauté éternelle,

Et comme cela me plaît,

XIV/ L'AUTISME DE TYPE KANNER (1982)

Occurrence, premières impressions

À première vue, les autistes infantiles sont si impressionnants qu'on pense que de tels types peuvent difficilement passer inaperçus. Pourtant, ils étaient autrefois décrits sous l'étiquette de « folie morale » même dans la littérature médicale allemande.   Kanner croyait que l'autisme de la petite enfance (ou infantile) était extraordinairement rare. Cependant, selon les casuistiques maintenant disponibles, on doit supposer qu'il y a environ 1 autiste de la petite enfance pour 5000 nourrissons, avec des différences admises de gravité. Cependant, on ne doit pas commettre l'erreur de diagnostiquer les enfants très arriérés mentalement ou ceux présentant des symptômes de déficience neurologique comme des autistes infantiles. La plupart de ces cas ne sont présentés au médecin qu'à partir de la deuxième ou de la troisième année de vie, mais les mères décrivent rétrospectivement que l'enfant était déjà remarquable dès la petite enfance : il ne montrait pas les beaux signes d'affection humaine, qui se développent en abondance dès les premiers mois de vie, l'interaction des regards, des expressions faciales et des sons, qui constituait une partie essentielle de la dyade mère-enfant, faisait défaut, de sorte qu'il semblait être un véritable étranger dans le monde. Et c'est ainsi que cela est resté. Kanner définit le trouble comme « un phénomène inné d'un handicap particulier dans la formation du contact affectif ». La première impression est que peu importe ce que vous proposez à ces enfants pour les inciter à participer, ils peuvent répondre avec irritation et malveillance. Ils jouent d'une manière étrange et monotone avec eux-mêmes et quelques objets. Il n'y a aucune activité qui serve à faire face à la situation environnementale respective ; plutôt, ce qui se passe consiste en des stéréotypes, des mouvements automatiques et uniformes et une manipulation des objets sans but. Les progrès d'apprentissage ne sont souvent pas visibles pendant de nombreux mois, de sorte que l'impression d'imbécilité est renforcée.   Cependant, c'est le regard inquiétant, qui ne se tourne pas vers l'autre, l'expression faciale sans expression, le manque de réponse mimique aux stimuli douloureux, qui font que ces enfants, déjà à première vue, donnent l'impression de l'étranger et expliquent que l'on nie en eux toute intensité émotionnelle avec le terme de « folie morale ».

Symptomatologie et diagnostic

Cependant, ce n'est pas seulement l'absence de contact avec les parents, les connaissances et les médecins qui caractérise ces enfants, mais ils montrent aussi des réactions affectives dès que l'environnement physique de l'enfant change. Chaque changement de lit, chaque nouveau lit (avec l'augmentation de la longueur du corps), par exemple une nouvelle chanson sur un disque et des choses similaires sont accueillis avec la panique ; on parle d'une extrême sensibilité au changement de tout environnement matériel de l'enfant, ce qui contraste étrangement avec l'insensibilité envers les étrangers. Ainsi, les enfants autistes de la petite enfance se sentent raisonnablement à l'aise seulement dans les espaces auxquels ils sont habitués et parmi les jouets auxquels ils sont habitués, il est donc difficile de les admettre dans les hôpitaux pour enfants ou les services de psychiatrie pour adolescents ou les foyers. Même les jouets doivent toujours être les mêmes, leur disque préféré doit être joué encore et encore, il est difficile de leur en présenter un autre, ce qui est un calvaire pour les parents et les soignants. Le jeu n'est jamais constructif. Passe-temps préféré : « tourner en rond », tourner le robinet, regarder l'eau couler et éclabousser. Une autre similitude « familiale » presque bizarre est montrée par les enfants autistes infantiles entre eux : c'est la préférence pour les objets tournants, les pièces de monnaie, les blocs de construction, même des choses qui ne semblent pas du tout adaptées, mais qu'ils peuvent mettre en rotation avec une dextérité incroyable. Il est difficile de dire ce qui fascine tant les enfants dans cette activité : le stéréotype ? le clignotement des corps en mouvement ? L'expérience d'un corps en rotation émergeant de la surface ? On peut même utiliser la démonstration d'un tel jeu pour établir une sorte de contact avec des enfants de Kanner gravement perturbés. Les problèmes centraux concernent les questions de savoir si un tel enfant n'est pas arriéré après tout et comment on pourrait l'amener à apprendre la langue par des mesures pédagogiques curatives. Les enfants qui ne jouent pas de manière significative, qui ne s'expriment pas linguistiquement et qui ne répondent pas aux efforts des adultes sont régulièrement considérés comme arriérés, et ils ne coopèrent pas non plus aux tests d'intelligence. Les catamnèses montrent que ces enfants font souvent des progrès significatifs entre l'âge de 5 et 7 ans, mais restent autistes et doivent souvent être considérés comme débiles ou légèrement débiles dans leurs capacités. La forme la plus élevée de communication humaine est le langage. Un enfant gravement autiste, replié sur lui-même, n'a pas besoin de langage : il n'a rien à communiquer à l'autre ! Si cela reste avec cette mutité, alors le destin ultérieur de ces enfants est triste : on cherche à les éduquer à aucune activité utile, ils restent dépendants de soins dans des institutions appropriées. Si, cependant, l'intérêt des enfants est éveillé et qu'un langage se développe grâce à une éducation curative soutenue et à la mise à disposition de matériel, le pronostic global pour leur vie s'améliore considérablement. Certains enfants deviennent aptes à l'école et finissent par être d'une certaine façon sociabilisables. Kanner a été le premier à décrire que les enfants autistes infantiles sont capables d'utiliser le langage dès l'âge de 3 ans. Et même si les enfants ont fait de grands progrès en matière de parole, ils apprennent à utiliser le pronom « je » très tardivement, voire jamais, mais utilisent systématiquement « tu » à la place. Ces enfants ne sont pas chez eux en eux-mêmes, dit Asperger. Il est tout à fait caractéristique des enfants autistes de la petite enfance que, au lieu de donner une réponse, ils répètent toujours la question ou la phrase de l'adulte qui s'adresse à eux (« écholalie »). Les mouvements et rituels bizarres et stéréotypés, par exemple pendant les repas et au coucher, sont une autre caractéristique des autistes de Kanner. Cela ne se trouve presque jamais chez les enfants bêtement attardés.

Diagnostic différentiel

Il faut admettre que certains tout-petits atteints de troubles neurologiques, légers ou graves, présentent également des traits autistiques, qui ne doivent pas être confondus avec l'autisme de Kanner. L'autisme de Kanner n'a rien à voir avec la schizophrénie ! La schizophrénie de la petite enfance, reconnue comme rare, est et une plus grande capacité d'apprentissage. Cette méthode tout entière a probablement pris naissance dans ce pays, car ici, la mère porte généralement son enfant sur son dos ou sur sa hanche. Dans ce pays, certains établissements se sont spécialisés dans le traitement des enfants autistes de la petite enfance. Des associations de parents pour l'enfant autiste existent à Hambourg (et dans d'autres villes). Adresse : Bundesverband Hilfe für das autistische Kind, Bebelallee 141, 2000 Hamburg 60. Téléphone 040/511 68 25. Le meilleur endroit pour ces enfants serait leur propre famille. Pour une mère, avoir un enfant autiste peut être un véritable tourment. Elle se réjouissait de la naissance de cet enfant, elle s'occupe de lui et le caresse, peu à peu elle doute de faire tout ce qu'il faut, car elle ne reçoit aucune réponse affective. Finalement, ses propres sentiments pour l'enfant s'étiolent peu à peu. Qui peut s'en étonner ?

Pronostic

Selon Kanner, l'état de l'autisme infantile s'améliore souvent de manière décisive entre l'âge de 6 et 8 ans. Néanmoins, ces enfants restent remarquables et deviennent rarement aptes à l'école. Si on leur demande peu de changements et qu'on tient compte de leurs habitudes spéciales, les enfants autistes de la petite enfance s'adaptent plus tard sur de nombreux plans. Mais même à l'âge adulte, les autistes de type Kanner restent presque toujours remarquables.

ces enfants, décrit ci-dessus, s'accompagne également d'un examen différencié de la conscience : les processus physiques, les battements de cœur, la respiration, mais aussi les processus de pensée sont entendus et décrits avec précision d'une manière dont seuls ces enfants autistes et intelligents sont capables.

Les troubles du comportement

Ce qui a été décrit jusqu'à présent - les capacités linguistiques, les capacités d'abstraction précoce, l'originalité de la pensée, la forte spontanéité - comporte essentiellement des aspects positifs. Il faut maintenant parler des troubles du comportement inhabituels et graves que les enfants autistes provoquent dans leur environnement. L'enfant normal s'intègre sans effort dans le monde qui l'entoure après de petits conflits, qui sont rapidement résolus, en résonnant avec la situation avec des instincts sains, en devenant une partie de celle-ci, en la comprenant sans rationalisation. Les enfants autistes, en revanche, sont « complètement différents », se détachant constamment de la situation, du groupe. Dès le premier instant, ils sont perçus comme des étrangers et rejetés. Dans la foule la plus joyeuse, ils se tiennent à l'écart, absorbés par un livre, par exemple, apparemment inconscients du joyeux brouhaha qui les entoure. Mais les autres enfants, tout naturellement, ne les laissent pas faire. L'enfant autiste attire l'agressivité accumulée du groupe. Après la fin du cours, par exemple, il disparaît dans le groupe sauvage de ses « ennemis », impuissant face aux bagarreurs habiles, incapable de résister à un combat loyal. Il ne lui reste plus qu'à se venger avec une malice souvent très ingénieuse.

La relation avec les figures d'autorité, parents et enseignants, est également perturbée. Le sens de l'attitude envers les autres, qui se développe normalement chez l'enfant, apparemment tout seul, bien avant qu'il ne puisse penser conceptuellement, qui est si finement différencié, précisément adapté, qui distingue le familier de l'étrange, l'affectueux du rejetant, le strict du conciliant et qui y « répond », fait visiblement défaut à l'enfant autiste. Il y a donc des conflits constants. Parfois, le garçon est grotesquement irrespectueux : ce que l'autre ose à peine penser, il le dit au visage de l'adulte sans hésiter, et il est même content que l'autre en soit fâché.

Dans l'éducation, l'affect de l'éducateur joue un rôle important. L'enfant n'apprend pas à obéir parce que l'éducateur parle froidement et intelligemment ; au contraire, l'enfant aspire à l'amour et à la tendresse de l'éducateur - et il est « bon » pour cela - et il essaie d'éviter les affects négatifs de l'éducateur. Même le nourrisson « comprend » le visage fâché et irrité de sa mère et sa voix dure, voire furieuse, et agit en conséquence. Et pendant une longue période de développement, il nous semble que l'expression affective de l'ordre et de l'interdit est plus importante que le raisonnement intellectuel, mais ce n'est pas le cas de l'enfant autiste ! Il est difficile de savoir si, confiné à lui-même et incapable d'humanité, il ne comprend pas l'expression des autres ou si c'est justement cela qui le pousse à la réaction inverse. En tout cas, on a souvent l'impression que l'enfant provoque consciemment la colère de l'éducateur et qu'il s'en amuse (l'éducateur doit en tirer les conséquences, comme nous l'expliquerons plus loin).

D'autres difficultés proviennent du fait que l'enfant autiste ne peut ou ne veut pas imiter et acquérir habilement les gestes de la vie quotidienne qu'il copie sur les adultes. En l'absence d'un véritable trouble moteur, il est extrêmement difficile de lui apprendre à s'habiller et à se tenir correctement, à faire un nœud, à se comporter à table (par exemple, il a des problèmes avec les disques gras dans la soupe et oublie tout le reste).

Si l'on essaie de réduire les caractéristiques des enfants autistes à un dénominateur commun, on pourrait dire que le problème se situe dans la « personne profonde », dans la partie « thymique », émotionnelle de la personnalité, ce qui explique la perturbation des relations humaines et de tout ce qui construit le contact humain. Si certains auteurs anglais et allemands pensent que l'autisme est un défaut cognitif, un trouble de l'apperception (l'enfant n'est pas capable de comprendre le contact des autres et réagit donc mal), nous pensons que cette explication est trop en surface, c'est-à-dire uniquement dans la perception ; or, les autistes intelligents peuvent percevoir et décrire excellemment, à notre avis le souci est plus profond : dans la structure de la personnalité !

Les enfants autistes réagissent généralement de manière paradoxale à l'affect de leur professeur : ils ne se laissent pas ramener à la raison par sa puissante colère, mais ils s'en réjouissent et la provoquent. C'est ce que faisait Peter Rosegger, enfant, qui savait parfaitement défier la colère de son père, attendant avec mi-satisfaction, mi-peur que l'orage éclate. C'est pourquoi il faut rencontrer les autistes « en suspension d'affect », ne pas se fâcher intérieurement avec eux, mais les affronter calmement, même avec un esprit rusé. Nous avons constaté qu'il ne sert pas à grand-chose d'exiger d'eux obéissance et docilité. Il est préférable d'établir une loi générale à laquelle il faut obéir, par exemple dans le sens de « Un garçon intelligent fait comme ceci... ».

Le langage de nos autistes (qui, soit dit en passant, se recrutent exclusivement parmi les garçons) est très typique. Alors que normalement la relation entre le locuteur et l'auditeur est clairement exprimée par le ton de la voix, le volume et le tempo, et d'autres qualités difficiles à décrire, le langage de « mes » autistes est différent de ce à quoi on pourrait s'attendre : tantôt monotonement babillant, chantant et strident, tantôt exagérément modulé, comme celui d'un mauvais comédien. Mais ce qui est encore plus frappant, c'est qu'au moins les cas de base de notre type ont une relation particulièrement étroite avec la logique et l'abstraction du langage. Ils apprennent à parler plus tôt qu'ils n'apprennent à marcher, ils ont très vite un langage grammaticalement bien structuré avec des propositions subordonnées qui formulent précisément la superordination et la subordination logiques. De plus, ils créent souvent des néologismes, trouvés dans l'instant, non repris par d'autres, si précis et sûrs, certes loin de l'ordinaire, mais qui ne peuvent que nous ravir.

Thérapie pédagogique curative

Nous abordons maintenant l'important problème de la thérapie pédagogique pour les enfants que nous avons décrit. Quiconque a suivi les explications précédentes comprendra que ce ne sera pas facile. Les enfants autistes sont et restent difficiles, tant à la maison qu'à l'école. Même si les tests prouvent qu'ils sont beaucoup plus intelligents que la moyenne, ils ne sont toujours pas de bons élèves ! Ce qu'ils peuvent faire, ils le doivent à leur propre réflexion, à leur propre recherche. Mais ils ne peuvent pas apprendre, ils ne peuvent pas se soumettre aux méthodes présentées et exigées par l'école. Nous connaissons des enfants dont la compréhension des lois des nombres et de leurs fonctions confine au génie, mais qui sont de mauvais calculateurs à l'école parce qu'ils se compliquent la vie, se perdent dans leurs propres méthodes, mais surtout vexent l'enseignant en refusant de faire les choses comme il l'exige. Et dans les domaines qui ne les intéressent pas, ils ne sont pas performants du tout, méprisant tout souverainement. À tout cela s'ajoute le manque de respect pour l'autorité, même si l'enseignant ne souffre pas de l'attitude professionnelle typique et estime qu'il doit punir le manque de respect pour sa personne hautement méritante. Un tel comportement de la part d'un enfant doit être très perturbant pour la situation de l'ensemble du groupe.

Ce que l'éducateur devrait faire en général, c'est respecter l'enfant tel qu'il est - cela semble nécessaire et efficace, surtout avec un garçon autiste. Il ne faut pas nécessairement vouloir lui imposer ce qu'il n'aime pas, mais reconnaître ce qu'il fait d'une manière particulière, et le souligner devant la classe afin d'atténuer la situation tendue de l'étranger moqué et attaqué. Il faut en quelque sorte « jouer le jeu » : lui proposer des livres qui le promeuvent dans son domaine particulier, en discuter avec lui ; ce faisant, il faut reconnaître que la conversation se situe au même niveau, non pas que l'enseignant ou le médecin puisse revendiquer une autorité, mais plutôt que l'on doit faire face à la confrontation critique avec la personne autiste.

À ce niveau hautement intellectuel, il est possible d'établir une bonne communication avec ces enfants autistes intelligents, oui, des liens qui durent toute une vie peuvent être formés et fournissent également un bon arrière-plan émotionnel. Un mot sur le domaine émotionnel de ces enfants s'impose ici. On a souvent l'impression que ces enfants sont « insensibles », dépourvus de sentiments, comme l'exprime l'école du psychiatre Schröder de Leipzig : ils peuvent faire de telles choses à l'école et surtout en famille qu'on pourrait les considérer comme incapables d'empathie. Ils rendent la vie difficile à la mère, parce qu'ils la tourmentent et disent des choses brutales, de sorte que le petit cercle familial peut être sérieusement perturbé. Mais là encore, nous constatons qu'un tel garçon s'occupe d'un animal de manière touchante, qu'il se donne beaucoup de mal pour cet animal, mais qu'il fait également preuve, le plus souvent en secret, d'une profonde implication émotionnelle. Bien sûr, ces émotions sont souvent « différentes », isolées, singulières. Mais elles sont surtout liées en permanence à des personnes qui les comprennent et les respectent dans leur spécificité.

Valeur sociale

Enfin, il faut aborder la question de l'avenir de ces enfants si décalés. Il est clair que les enfants autistes de notre population se recrutent uniquement parmi les garçons (alors qu'Asperger aux USA voyait aussi des filles autistes typiques). Nous trouvons cela tout à fait explicable : ce type peut être considéré comme une variante extrême, si l'on veut, d'une caricature de l'homme - avec son abstraction exagérée, sa perte étendue de référence à la réalité, son éloignement de l'instinct, sa spécialisation excessive - tout cela est très éloigné des « possibilités féminines typiques » - on a beaucoup philosophé sur l'égalisation des sexes aux États-Unis dans le contexte de l'émancipation féminine.

À la puberté, la plupart de ces enfants sont extrêmement

perturbés sur le plan comportemental. Ils changent plusieurs fois d'école parce que l'une d'entre elles ne les supporte plus. Si le talent intellectuel formel est là par la suite, il faut absolument s'efforcer de les faire entrer à l'école supérieure et s'occuper d'eux pendant plusieurs années douloureuses au cours de leurs luttes éducatives curatives, par exemple avec le médecin scolaire compréhensif comme défenseur. Car il ne faut pas perdre les côtés positifs convaincants de l'enfant, que l'enseignant ne remarque parfois même pas ! Les enfants autistes ont un besoin urgent d'être formés à leurs capacités particulières au cours de leurs études secondaires, sans quoi ils n'auraient pas de bonnes perspectives de carrière. Dans les dernières années de l'école secondaire, la situation est généralement meilleure : le talent pour la pensée abstraite et critique entre en jeu, et les particularités du comportement et des techniques d'apprentissage sont alors tolérées.

Alors que les enfants particulièrement doués de manière homogène ont souvent de grandes difficultés à trouver leur profession après la fin de leur scolarité, hésitant, doutant et changeant même d'orientation professionnelle, les jeunes autistes s'orientent généralement avec une certitude presque onirique vers la profession qui semble être prédéterminée pour eux en fonction de leurs intérêts, parfois même dès leur plus jeune âge. En effet, ils tirent l'essentiel de leur énergie de leur moi, l'« autos ».

Ils choisissent souvent des professions très spécialisées, parfois même éloignées - dans les sciences, parfois aussi dans les arts - et leurs réalisations frisent parfois le génie. Il ne faut pas oublier que le développement de la science moderne, avec sa spécialisation de plus en plus différenciée, s'adapte à ces types. Oui, il nous semble qu'une dose d'« autisme » est presque nécessaire pour certaines réalisations scientifiques ou artistiques de haut niveau : un détournement de ce qui est concrètement nécessaire, simple et pratique, la capacité d'emprunter des chemins de pensée et de création nouveaux, non appris, non utilisés, et même le resserrement sur un domaine particulier travaillé avec une forte dynamique et originalité.

Bien entendu, ces personnes restent difficiles et parfois étranges tout au long de leur vie - n'est-ce pas le cas du « professeur distrait », figure immortelle de l'humour, personne autiste, distraite et ridiculement maladroite uniquement dans les choses quotidiennes, mais souvent admirée dans ses travaux grandioses ?

Les relations sexuelles et familiales de ces personnes restent également difficiles et pleines de tension : trouver le « toi » dans l'amour, s'absorber dans l'autre - est très difficile pour eux et échoue souvent. Ces problèmes ont souvent été décrits dans la poésie moderne (par des auteurs autistes qui ont dessiné leurs propres difficultés ?). Mais en réalité, il y a aussi beaucoup d'événements tragiques avec de telles personnalités, probablement plus qu'avec d'autres personnes - ce qui confirme la vérité que les personnes difficiles souffrent à la fois d'elles-mêmes et des autres, comme Kurt Schneider l'a défini dans la psychopathie. Même dans la recherche d'une profession, les choses ne se passent pas toujours bien. Les intérêts et les aptitudes sont souvent trop éloignés des possibilités réelles. Ainsi, il existe des existences qui ne gagnent que péniblement et chichement le nécessaire pour leur corps et qui, en même temps, très négligées, mènent une existence espiègle et fantaisiste, il existe aussi des vagabonds dont personne ne se soucie et qui « n'ont jeté leur dévolu sur rien ». Mais il y a aussi des serviteurs fidèles qui font des choses au-dessus de la moyenne, avec un engagement sans faille et des compétences hors du commun.

Mais cela pose la question importante de la valeur sociale des personnes difficiles qui sortent de l'ordinaire. L'exemple des personnalités autistes, en particulier, montre qu'il serait tout à fait erroné d'utiliser le terme « inférieur » dans un tel contexte : ce serait une erreur - et cela bloquerait également la voie à la pédagogie curative ! Dans ces cas, en revanche, on peut clairement démontrer que les difficultés et les capacités particulières d'un enfant sont inséparables, plus que cela : elles sont mutuellement dépendantes, les deux faces d'une même individualité. Ce n'est qu'à travers l'existence de telles caractéristiques que la diversité du monde humain prend forme ; et certaines personnes autistes apportent beaucoup plus au monde, elles sont « le sel de la terre » !

En ce qui concerne les problèmes de l'autisme infantile, en particulier le type décrit par Kanner, il existe une vaste littérature provenant de nombreux pays. Cela peut surprendre, étant donné la rareté de ces cas. Cependant, nous pensons que ce fait peut s'expliquer par le fait que l'autisme est un problème humain général. Ce point sera développé à la fin.

L'humanité en général

Nous avons montré que les troubles du comportement autistique peuvent avoir des origines différentes, que l'on peut et doit distinguer, mais qui présentent néanmoins des similitudes dans l'ensemble et dans des détails subtils. Ainsi, comme nous l'avons déjà dit, nous pouvons probablement supposer l'existence d'un « facteur autisme » prédéterminé par la constitution.

Mais nous pensons que les êtres humains ont généralement la capacité de se comporter de manière « autistique ». L'existence humaine est marquée par une tension des contraires ; l'être humain est profondément enraciné dans sa volonté d'être un semblable. Bien avant l'éveil des facultés intellectuelles, dès la petite enfance, l'enfant humain dispose de possibilités de contact différenciées, il est capable de s'exprimer et de percevoir les expressions des autres ; l'enfant pousse avec une forte dynamique vers les autres, il veut être avec eux. Aristote définit l'existence humaine comme suit : l'homme est un « animal politique », une créature qui forme une communauté, liée à la communauté en toutes choses, et également richement équipée en moyens de contact.

Mais l'être humain n'est pas seulement une partie du monde, en résonance avec les gens et les choses, dans une certaine mesure en fonction de la situation environnementale respective. Il est aussi un « moi », ancré en lui-même, qui se distingue du monde, voire s'y oppose. Il y a des phases du développement où cela devient particulièrement fort : dans certaines phases de peur de la petite enfance, dans la « phase d'opposition » du jeune enfant, mais surtout dans la période de découverte de soi de la puberté (à la fois dans le domaine intellectuel et émotionnel), au cours de laquelle de graves conflits avec l'environnement peuvent survenir, précisément parce que le propre moi émerge maintenant fortement. Certaines expériences peuvent également retourner les personnes contre elles-mêmes, les rendant en quelque sorte « autistes » : les déceptions, les souffrances graves. Des expressions telles que l'expérience de la dépression présentent des similitudes avec le comportement autistique : le regard vide, le fait d'être coupé des stimuli extérieurs. Enfin, une personne en état d'activité mentale créative et spontanée présente également un comportement « autistique ». Il doit se protéger dans une large mesure contre le monde extérieur, contre les gens et les choses, il doit rentrer en lui-même, il doit se replier sur lui-même ; on pourrait en donner de nombreux exemples dans les descriptions poétiques ainsi que dans les beaux-arts.

Il faut donc admettre que les humains ont généralement la possibilité de se comporter de manière autistique, tout comme ils sont dotés par la nature d'outils qui leur permettent de faire partie de la communauté humaine, d'absorber la situation momentanée et d'y « répondre » d'une manière adaptée.

Dans des situations environnementales et des conditions éducatives défavorables, des degrés pathologiques d'autisme peuvent se développer, à la limite de la psychose. Le fait que l'être humain qui s'observe, face à un objet, reconnaisse tant de choses qui lui sont propres, est probablement la chose fascinante qui occupe tant de chercheurs aujourd'hui de manière intensive.

POSTFACE

Pour rappel, Lorna Wing (1981) a inventé l'intitulé « syndrome d'Asperger » après notamment un travail clinique auprès de 34 personnes de 5 à 35 ans en indiquant clairement modifier les travaux et descriptions d'Hans Asperger. Selon moi, Lorna Wing s'est détachée très largement de son travail et a surtout souhaité mettre en avant la triade identifiée auparavant (Wing & Gould, 1979). Elle expliquait d'ailleurs que seuls 20% des enfants qu'elle décrivait comme ayant le syndrome d'Asperger auraient un QI supérieur à 70. J'ai déjà discuté de cela dans le livre où je commentais les travaux de Lorna Wing (Rebecchi, 2023) et où je suggérais qu'il y avait eu une sorte de glissement conceptuel, que les réelles descriptions d'Asperger étaient sorties de l'autisme (ou n'en étaient jamais réellement entrées) et que son nom avait été travesti. Je pense par ailleurs que les descriptions d'Hans Asperger ne font pas non plus partie de la dénomination clinique « Trouble du spectre autistique », qu'ils ne faisaient déjà pas partie de la dénomination clinique « syndrome d'Asperger » et qu'au contraire son travail est tombé dans l'oubli. Et c'est à partir des constats et analyses que j'ai sélectionné certains éléments que je vais maintenant discuter.

Hérédité et autisme chez les femmes

Malgré la lecture de nombreuses publications (livres, articles scientifiques, articles de vulgarisation) sur « l'autisme au féminin » depuis plusieurs années (à qualité extrêmement variable), je ne suis

251

toujours pas convaincu ni de la pertinence de cette appelation ni même de l'existence de ce concept tel qu'il est présenté (à savoir que l'autisme serait invisible chez les filles et les femmes et qu'on pourrait en quelque sorte l'identifier en cherchant à analyser à quel degré la personne cacherait son autisme).

Dans ses écrits, Asperger (chapitre VII) notait très clairement que les mères autistes possédaient les mêmes caractéristiques que leurs garçons autistes (et c'est ce qui a pu laisser penser à certaines personnes que l'autisme était dû à la fameuse mère réfrigérateur) et pour lui l'hérédité ne fait aucune doute (chapitre XV). C'est un constat aussi rapporté par Kanner dans la description de l'autisme infantile. Hans Asperger soulignait par ailleurs qu'il avait observé des filles correspondant à ses descriptions aux États-Unis (chapitre XV). Personnellement et professionnellement (dans le cadre de recherche ou d'enseignement) j'ai déjà observé à plusieurs reprises le tableau autistique d'Asperger chez des filles et chez des femmes. Cela me fait donc m'interroger sur ce nouveau tableau : doit-on revenir à des entités autistiques distinctes comme cela existait historiquement (Asperger distinguait clairement son autisme de l'autisme de Kanner) ? Cela signifie-t-il que des femmes correspondent à l'autisme au féminin et d'autres non (donc peut-on toujours et réellement parler d'autisme au féminin ?) Existerait-il plusieurs « autismes au féminin » ? Par ailleurs de nombreux hommes autistes affirment correspondre à cette nouvelle description de l'autisme qui se base notamment sur le « masking » ou « camouflage social ». Cela signifie-t-il qu'ils ne sont donc pas des hommes ? À mon sens, le camouflage correspond aux stratégies d'adaptation à l'environnement social souvent hostile, excluant et discriminant pour les personnes autistes. Cela ne veut pas pour autant dire que l'autisme est « invisible ». Asperger écrit à plusieurs reprises que les médecins et les enseignants ne savent pas observer et qu'ils utilisent des grilles d'analyse standardisées et inadaptées, ce qui peut donc donner cette impression d'invisibilité. Certes les femmes ont en général de meilleures capacités socioémotionnelles que les hommes, et cela se confirme aussi dans l'autisme. On observe aussi que les compétences sociales suivent la courbe du quotient intellectuel (plus le QI monte, plus les compétences sociales augmentent). Cependant je pense que cela ne traduit pas une différence du tableau autistique mais une simple différence neurobiologique tendancielle (il y a évidemment des exceptions) entre les hommes et les femmes. Par ailleurs, il me semble que la dichotomie entre « autisme au féminin » et « autisme au masculin » semble souvent se baser sur des stéréotypes sexuels imperméables d'un autre temps (les hommes seraient froids et logiques et les femmes douces et faisant partie du décor). Certaines femmes autistes n'entendent-elles pas régulièrement qu'elles ont l'air froid et hautain ? Je serais plus mesuré que Fombonne (2020) qui caricature le camouflage par le fait que « ce que nous voyons n'est en fait pas ce que nous voyons, mais plutôt ce que nous ne pouvons pas voir », en affirmant que l'autisme n'est ni invisible (Dachez & Caroline, 2016) ni difficile à déceler. Si vous avez déjà cotoyé des personnes autistes, en le sachant ou non, hommes ou femmes, et que l'on essaiyait de vous expliquer par A+B que vous êtes incapables de percevoir la différence chez ces personnes, que répondriez-vous ? Comme je l'indiquais dans la préface, Asperger écrivait qu'une fois que l'on a appris à l'identifier on le voit fréquemment (Rebecchi, 2021), et il ne s'agit pas d'apprendre à utiliser des tests standardisés tels que l'ADOS ou l'ADI-R ou encore le M-CHAT, mais d'observer, les détails, ce qui sort de l'ordinaire, et sans prêter d'analyses tronquées et inappropriées comme cela est souvent cliniquement le cas.

Enfin, j'ajouterais que les descriptions réalisées par Sukhareva (Rebecchi, 2022a) sont plus précises et approfondies sur les différences entre l'autisme chez les garçons et l'autisme chez les filles (elles pourraient même traduire en quelque sorte la matérialisation de l'idée de cerveaux extrêmes masculins ET féminin). Je pense ainsi que l'on devrait arrêter d'essayer de réinventer l'eau chaude en passant sous silence des travaux extraordinairement pertinents et clairvoyants du passé.

Identification, diagnostic et suivi

Ceci étant dit, « visible » ne signifie pas « remarquable » au sens clinique, ni visible pour tout le monde. Asperger écrivait en 1944 que ces enfants se repéraient facilement dans des situations éducatives ou pédagogiques de jeu libre, de vie réelle, de travail, et non une consultation clinique artificielle qui ne permet pas d'observer les raisonnements et productions libres et spontanées de l'enfant. Selon Asperger (chapitre II), la conversation médicale (ou clinique) avec l'enfant ne doit absolument pas être standardisée (c'est-à-dire qu'on ne doit pas utiliser de tests, ou de matériels, ou de grilles d'entretien qui utiliseraient les mêmes objets et poseraient les mêmes questions avec les mêmes mots à tous les enfants avant de comparer les réponses entre elles). Elle doit être contraire être une « simple » conversation et un simple échange (qui peut être à sens unique) avec l'enfant (mais cela généralement rapidement progressive, de sorte que la dégradation de la personnalité de plus en plus sévère ne peut être ignorée. Il n'est parfois pas facile de distinguer l'autisme de la surdité. Les enfants autistes sont en grande partie réticents à de nombreux stimuli du monde extérieur, en particulier à la parole, et ne réagissent pas. Ainsi, les mères pensent souvent que l'enfant n'entend pas. Les enfants sourds, en revanche, dépourvus de l'outil le plus important du contact interpersonnel, présentent quelques difficultés comportementales, mais jamais de comportement autistique. Alors que l'enfant autiste de la petite enfance (Kanner) ne regarde tout simplement pas l'adulte ou le frère parlant, le regard de l'enfant sourd intelligent, non atteint cérébralement, est intensément concentré sur le visage et la bouche de l'adulte parlant. Le regard expressif, souvent associé à des expressions faciales et des gestes excessivement vifs, est complètement différent du regard détaché de l'enfant autiste. L'audiométrie contrôlée par EEG permet également de trancher la question.

La nature de l'autisme de la petite enfance de type Kanner

Il est discutable de savoir si on doit classer ce tableau clinique parmi les psychoses de la petite enfance. Il est certain que dans les familles des personnes autistes de la petite enfance, il n'est pas rare de trouver des personnes qui présentent également des traits autistiques évidents. D'ailleurs, l'autisme de la petite enfance est quatre à cinq fois plus fréquent chez les hommes que chez les femmes. À l'origine, Kanner était d'avis que le trouble venait de l'extérieur et était causé par la situation familiale, mais plus tard, il s'est beaucoup éloigné de l'idée que la mère émotionnellement trop froide était la cause. Aujourd'hui, il parle d'un « phénomène inné », d'un état inné. « C'est un mystère » est le dernier mot de sa sagesse. Kanner a signalé des jumeaux identiques autistes de la petite enfance concordants - une autre indication importante de la condition constitutionnelle. Lempp, quant à lui, est d'avis que l'autisme de la petite enfance est toujours causé par des lésions organiques du cerveau, c'est-à-dire qu'il s'agit d'un « psychosyndrome organique de la petite enfance ». Cela pourrait être étayé par le fait que pas mal d'enfants autistes de la petite enfance développent des crises plus tard.

À propos de la thérapie

Il n'est pas surprenant qu'une déficience innée, à savoir celle de l'incapacité à établir un contact et de la mutité, du manque d'affectivité, puisse être difficilement, voire pas du tout, éliminée. La capacité d'apprentissage est toujours altérée en l'absence d'affectivité. Si des progrès sont réalisés, c'est grâce à la dévotion constante et à l'insertion dans le jeu en apparence dénué de sens de l'enfant autiste. C'est là que la thérapie ludique non directive célèbre ses petites victoires. On ne doit pas s'imposer à ces enfants, mais on peut accompagner leur jeu avec des mots et ainsi les stimuler à dire quelque chose eux-mêmes. Une expérience qu'Asperger a vécue au Japon semble intéressante. Là-bas, les problèmes des enfants autistes sont pris très au sérieux. On essaie la « psychothérapie » suivante : au cours des premières heures de traitement, les psychologues cliniciens portent l'enfant sur leur dos, sans rien faire d'autre avec lui ou lui demander quoi que ce soit. Ce contact cutané amène l'enfant, avec le temps, à entrer en relation humaine, sur laquelle peuvent se construire une plus grande sympathie

Je me plais aussi.

Heureux yeux,

Quoi qu'ils aient vu,

Que ce soit comme il le faut,

C'était quand même si beau !

XV/ L'AUTISME DE TYPE ASPERGER (1982)

Les enfants Asperger se sont surtout fait remarquer à l'âge scolaire par leurs contradictions : ils étaient intelligents mais échouaient souvent à l'école, avaient un psychisme différent, étaient très réfléchis et observateurs mais étaient très difficiles à discipliner, étaient apparemment dépourvus de sentiments tout en étant capables d'en éprouver de subtils. Plus important encore, ils étaient très idiosyncrasiques dans leurs relations avec les gens, visiblement limités et égocentriques. C'est ce qui a conduit au nom d' « autiste » - mais pas dans le sens de Bleuler, qui appelait les schizophrènes malades mentaux autistes, donnant ce nom au mur impénétrable qui les séparait des autres personnes. En revanche, le terme « psychopathie » semble correct : l'état est clairement inné, visiblement indépendant des facteurs environnementaux - il en va de même pour l'autisme de Kanner. Dans le cas de l'autisme Asperger, l'hérédité est clairement apparente : presque sans exception, des caractères similaires se retrouvent dans l'ascendance.

Symptomatologie

Symptômes expressifs

Ces enfants se reconnaissent très vite, dès qu'ils entrent dans la pièce, à leurs expressions très particulières, qui sont complètement différentes des moyens par lesquels les personnes normales entrent en contact les unes avec les autres. En fait, le terme « contact » n'apparaît pas dans les anciens ouvrages de psychologie de l'enfant ; il est évident que ces caractéristiques n'ont pas été remarquées plus tôt. Les enfants autistes « regardent » différemment des autres enfants. Leur regard ne plonge pas dans celui de l'interlocuteur, mais se perd dans le lointain et semble traverser l'autre ; il ne répond pas aux efforts de l'interlocuteur pour entrer en relation avec lui. La situation est similaire à celle des autres expressions créant le contact : les expressions faciales sont pauvres, parfois bizarres. La motricité est raide ou maladroite, pas du tout fluide, pas tout à fait adaptée à l'exécution de tâches pratiques, et présente parfois des stéréotypies. Cependant, lorsque ces enfants sont motivés, ils sont capables, pendant un certain temps, d'accomplir des prouesses étonnantes d'habileté.

<u>Capacités psychologiques</u>

Les capacités psychologiques des enfants autistes sont très typiques de la petite enfance. Avec une certitude inébranlable, ils jugent les enseignants et les autres personnes, et surtout ils reconnaissent leurs faiblesses et les provoquent : « Je suis si méchant parce que tu es si ennuyeux », dit un écolier à son professeur. C'est une contradiction apparente que ces enfants, si inadaptés dans leur comportement social, aient de telles capacités, alors que d'autres enfants, moins doués, jugent correctement l'autorité des adultes sans pouvoir la rationaliser. L'observation et la compréhension intellectuelles nécessitent une distance par rapport aux réalités humaines, alors que pour un comportement disciplinaire normal, une bonne résonance émotionnelle est plus ou moins suffisante ! Le talent psychologique de peut aussi s'appliquer à l'âge adulte) qui ne passe pas forcément par le langage parlé et laisse de la place pour une certaine liberté. Asperger (chapitre XI) déconseille ainsi les thérapies comportementales qui ne sont que de la manipulation pour obtenir ce que l'on souhaite et indique que le respect passe par le fait de prendre le temps (beaucoup de temps), d'écouter, de poser questions pour clarifier sans interpréter ce que dit l'enfant et de le prendre au sérieux (chapitre XII). Asperger note aussi que bien que les autistes de type Kanner soient presque toujours remarquables (notamment physiquement) (Chapitre XIII), les enfants autistes qu'il décrit se perçoivent essentiellement (Chapitre XIV) à travers la manière dont ils entrent en contact avec les autres, leur psychisme différent, leur intelligence flagrante malgré une absence de réussite scolaire, et leur comportement très difficile à gérer dans la classe.

En définitive je suis plutôt d'accord avec ce qu'expose Asperger, en dehors du fait que toutes ces questions relèveraient (en plus du champ éducatif et pédagogique) du champ médical et pathologique. Je pense premièrement que les campagnes de dépistage précoce sont vaines et que ce qui est visible et « pathologique » ou « problématique » est déjà facilement repéré (et ces enfants vont déjà consulter des professionnels très tôt dans leur vie). Le problème avec les enfants que décrit Asperger, n'est donc pas un problème médical, mais un problème de société où on catégorise et classe de manière binaire entre « normal » et « pathologique » (et c'est spécifiquement sur ce point que je m'écarte de la pensée d'Hans Asperger). Les enfants sont éduqués de manières très uniformes, ce qui ne permet pas aux personnalités un peu différentes de se développer correctement et s'épanouir. Il est donc tout à fait possible (et pas forcément difficile) d'identifier ces enfants en dehors du cadre médical (cela peut être les parents, à la crèche, au jardin d'enfant, à l'école...) et de leur prodiguer un accompagnement respectant leurs particularités qui ainsi ne deviendront pas « problématiques » (des problèmes liés à une éducation totalement inadaptée, un peu comme si pour élever votre chat vous lui donniez du chocolat à tous les repas). Cependant nous sommes encore loin d'avoir créé des environnements accessibles et respectueux, et je peux comprendre et entendre que ce qui est « observable » ou « remarquable » pour certains est encore « indétectable » voire « invisible » pour d'autres. Par ailleurs, il est aussi important de comprendre, comme le note Plomin, que l'influence des facteurs génétiques augmentent au cours de la vie, ce qui signifie que les différences et les particularités s'amplifient avec le temps, à l'instar d'une boule de neige dévalant une montagne enneigée. Selon lui, par instinct nous « sélectionnons, modifions ou créons nos environnements selon nos propensions génétiques » et « nous devenons nos gènes en grandissant » (Plomin, 2023). Cela pourrait aussi expliquer pourquoi certains autistes voient leurs compétences sociales diminuer au cours du temps (Fountain et al., 2023). Ceci questionne donc « l'invisibilité » mais aussi la « pertinence » d'essayer de faire du repérage précoce ou encore de donner une importance aussi grande à l'histoire de l'individu dans l'enfance dans les parcours diagnostiques.

Éducation et pédagogie

Je pense que l'éducation qui doit être proposé au public dont parle Hans Asperger est en totale contradiction avec ce qui est actuellement proposé dans les systèmes publics, que ce soit en France ou aux États-Unis par exemple, et je pense aussi qu'un bon nombre de difficultés et de « troubles du comportement » sont provoqués par les systèmes scolaires rigides et inadaptés. Comme l'indique Asperger (Chapitre I), il est vain de suivre des idéologies éducatives et de les confronter les unes aux autres sans un seul instant essayer de comprendre et connaitre les enfants. Les exemples que donnaient Asperger et qui sont encore valables de nos jours sont parlant : pourquoi baser toute une éducation sur l'écrit quand nous avons affaire à un enfant dyslexique ? Pourquoi obliger un enfant avec un TDAH à rester assis pendant plusieurs heures ? Pourquoi laisser un enfant autiste naviguer dans l'organisation éducative et pédagogique actuelle ? Si Asperger pensait que ces enfants étaient difficiles à éduquer, je pense au contraire qu'ils sont facilement éducables à condition d'y mettre le temps et les moyens et de proposer des approches et environnements adéquats. Les enfants décrits par Hans Asperger comprennent très bien les règles justes et justifiées, sont curieux, et ne doivent ni être abandonnés à eux-mêmes ni même surprotégés (car cela peut aussi avoir des conséquences néfastes comme le rappellait le Pr. Asperger dans le chapitre VIII). Il est aussi nécessaire de les encourager à développer leurs talents, leurs prédispositions, à suivre leurs intérêts (il est en général assez facile de proposer des choses transversales aux enfants en parlant d'une seule et même thématique) sans être trop directif et en leur donnant un cadre bienveillant, responsabilisant et qui les amène vers l'autonomie. Cela passe donc par une une pédagogie permettant aux enfants de faire leurs propres recherches et suivre leurs propres réflexions (comme le proposait Asperger, chapitre XIV) sans chercher à évaluer le développement et les acquisitions de manière standardisée. Ce qui peut aussi faciliter grandement le bon déroulement du développement et des apprentissages des enfants décrit par Asperger est bien évidemment que les adultes en charge créent un environnement animé par les valeurs de respect des individualités et de solidarité, reconnaissant les forces, la valeur et les difficultés de l'ensemble de ses membres. Tous ces éléments pourront évidemment aider les enfants autistes d'Asperger mais aussi tous les enfants ne se sentant pas toujours très à l'aise dans le moule. J'ai fait le choix de ne pas développer la question des simples surdoués (chapitre X) car s'il peut y avoir des spécificités pédagogiques dans leur éducation, il ne me semble pas que cela soit une problématique sociale aussi forte que celles dont fait écho Hans Asperger. Il y a évidemment des ponts entre les deux publics (Asperger parle des capacités d'abstraction, du langage, et de la forte spontanéité de la pensée et de l'action), mais je rajouterais certaines différences (selon Asperger, la question de la socialisation est le critère distinctinf), notamment la forte conscience de soi et des autres ainsi que les fortes capacités créatives présents chez les enfants autistes qu'il décrit. Pour information, on admet généralement que le quotient intellectuel intervient dans les compétences créatives jusque l'interval situé entre 85 et 120 (Jauk et al., 2013).

Je terminerai cette partie avec une citation extraite d'une préface d'Hans Asperger de 1980 que je n'ai pas inséré dans cet ouvrage :

> *« Il est indéniable que l'éducation est devenue plus difficile aujourd'hui qu'auparavant. Avec les profonds changements socio-économiques actuels,*

de nombreux fondements du comportement humain sont devenus incertains et ne suffisent plus. Les conflits sont présents partout - à l'intérieur de l'être humain qui ne parvient plus à se retrouver dans un monde en mutation, entre les générations qui ne se comprennent plus, les parents abandonnant le leadership et les jeunes ne voulant plus se laisser guider par les anciennes méthodes. Le fait qu'il y ait des conflits en soi n'est pas mauvais. Il faut simplement apprendre à les comprendre dans leur régularité et à trouver de l'aide empathique ».

Distinction entre autisme et « le reste »

Comme je l'expliquais dans la postface du livre sur les enfants autistes de Lorna Wing (Rebecchi, 2023), le diagnostic différentiel entre déficience intellectuelle et autisme est compliquée notamment car les retards de développement des personnes ayant des déficiences intellectuelles et/ou des retards globaux de développement peuvent entraîner les difficultés présentent dans la dyade autistique actuelle, qui à mon sens ne représente pas du tout l'autisme. Encore pour rappel, la triade autistique décrite par Wing et Gould (1979) a été extraite d'une centaine d'enfants dont 97% avec moins de 70 de QI et 83% avec moins de 49 de QI. Ainsi, mêmes les derniers travaux scientifiques sur le sujet (Thurm et al., 2019 ; Blacher et al., 2022) expliquent premièrement que les parents préfèrent obtenir des diagnostics de trouble du spectre autistique (TSA) plutôt que de déficience intellectuelle car les autistes bénéficient généralement de services plus complets, et deuxièmement il ne serait pas possible de dissocier les problématiques de communication et de développement entre autisme et déficience intellectuelle. Selon moi, si le diagnostic différentiel entre le trouble du spectre autistique et la déficience intellectuelle (ou aussi appelé trouble du développement intellectuel) est si compliqué, c'est parce que la conception de l'autisme actuel est infondée. C'est malheureusement un point sur lequel le Pr. Hans Asperger avait largement insisté.

Il notait (chapitre III) que certains enfants pouvaient se comporter de manière autistique mais sans l'aspect d'originalité et distinctif rapporté dans ses descriptions. Les enfants avec des troubles cérébraux/neurologiques (chapitre XIII) peuvent aussi agir de cette même manière, peuvent ressembler à des encyclopédies qui se rappellent de tout, mais seront incapables de faire aux situations de la vie (à l'inverse des autistes). Même Kanner (Chapitre XI) souhaitait exclure ces enfants (présentant quasiment de manère systématique des déficiences intellectuelles sévères, à l'inverse des enfants qu'il a décrit) de l'appelation autisme, mais aussi distinguer l'autisme infantile de la déficience intellectuelle (ce qui comme je le rappelais plus haut n'est pas toujours fait, et parfois les deux sont encore traités comme une seule entité, que ce soit dans la clinique ou dans la recherche). Parmi les enfants autistes décrits par Kanner, peu présentaient une déficience intellectuelle, ils n'avaient pas de déformation corporelle, ne parlaient pas toujours, mais avaient une très bonne mémoire, des capacités musicales et des intérêts particuliers.

Comme Frankl (Rebecchi, 2022b), Asperger insiste (Chapitre XI) sur la distinction entre autisme et les enfants sourds-muets (car la différenciation n'est pas toujours faite, certains de ces enfants peuvent avoir des cmportements autistiques comme ils n'ont pas accès à tous leur sens, ce qui réduit leur contact avec l'environnement) et rappel que selon Kanner (voir Rebecchi, 2022c), l'autisme infantile est très rare (un enfant sur 5000). Ces distinctions, contrairement à ce qu'on peut entendre à tort tout le temps et un peu partout (peut-être par volonté de conformité, ou de bienpensance), n'ont ni vocation à niveler les enfants par « utilité » ou « valeur » et Asperger ne souhaitait absolument pas supprimer ces enfants.

Valeur sociale des enfants avec une déficience intellectuelle

Cette partie étant au centre de la polémique sur Hans Asperger, il me semble important de rapporter ses propos. Dans le chapitre VI (écrits datant de 1938, soit pendant la période nazie et juste avant la seconde guerre mondiale), il soulignait l'importance de ne pas considérer l'anormal comme inférieur et de ne surtout pas juger les enfants avec des développements intellectuels inférieurs sur leur intelligence :

« Cependant, aujourd'hui, permettez-moi de ne pas aborder le problème du point de vue de l'ensemble de la nation - ce qui nous amènerait à discuter principalement de la loi sur la prévention de la procréation de sujets atteints de maladies héréditaires - mais du point de vue des enfants anormaux. La question est de savoir ce que nous pouvons faire pour ces personnes. Et lorsque nous les aidons de tout notre dévouement, nous rendons également le meilleur service à notre nation ; non seulement en empêchant ces personnes de charger la communauté nationale par leurs actes antisociaux et criminels, mais aussi en cherchant à les aider à occuper leur place en tant que travailleurs au sein de l'organisme vivant de la nation. Au début, il me semble nécessaire de définir un concept : tout ce qui sort de l'ordinaire, donc "anormal", ne doit pas nécessairement être "inférieur" pour autant. (...) Dans ce qui précède, j'ai

décrit un type dont l'anormalité fondamentale est due à un trouble de l'harmonie entre l'intellect et l'instinct, au sens d'un trouble de l'instinct. Dans la psychopathologie de l'enfance, il existe également un type qui représente presque tous les aspects opposés à ce qui vient d'être décrit : ces enfants ont un développement intellectuel inférieur à la moyenne (jusqu'à la débilité), où l'intelligence est entendue comme l'intelligence abstraite, tandis que l'esprit pratique, en bref, tout ce qui est lié à l'instinct, et donc l'utilité pratique, mais aussi les valeurs émotionnelles, sont relativement mieux développés. Ces derniers cas sont importants, ou le deviendront chez nous lorsque la « loi sur la prévention de la progéniture atteinte de maladies héréditaires » entrera également en vigueur. Lorsqu'un médecin est appelé à agir en tant qu'expert dans de tels cas, il ne pourra pas prendre de décision uniquement en fonction du résultat d'un questionnaire ou du chiffre du quotient intellectuel, mais principalement en fonction de sa connaissance de la personnalité de l'enfant, une connaissance qui prend en compte toutes les capacités de l'enfant, et pas seulement l'intelligence abstraite ».*

Par ailleurs, Hans Asperger (cette fois s'il s'agit d'un texte écrit juste avant sa mort et il ne fait pas foi de sa bonne foi, mais c'est une pierre à l'édifice du texte précédent) a aussi critiqué les nazis et leur idéologie raciale et eugéniste (chapitre X) :

« Nous devons également contredire avec force ceux qui utilisent trop facilement le terme « inférieur ». Les périodes qui viennent de passer devraient nous avoir appris les conséquences profondément inhumaines, voire meurtrières, que cela entraîne inévitablement : le terme « indigne de vivre » n'est alors pas loin ! Or, les personnes qui adoptaient une telle attitude étaient totalement aveugles au fait qu'elles-mêmes, qui se considéraient racialement et caractériellement de haute valeur, étaient des individus gravement anormaux,

marqués par leur idéologie froide et irréelle ainsi que par certains autres traits « psychopathiques », et s'excluaient du cercle de l'humanité. L'un des hommes les plus puissants de l'époque parlait de « bêtes d'intelligence » - se moquait-il de lui-même ? ».

D'ici, je renvoie les lecteurs à la préface et au titre « La polémique » et aux suivants pour se faire leur propre idée, mais personnellement il me semble assez alambiqué d'affirmer qu'Hans Asperger était un nazi qui souhaitait exterminer les personnes handicapées et/ou avec des déficiences intellectuelles. Cela me semble même être symptomatique d'une époque où nous vivons dans des sociétés très confortables sans problème de cette ampleur auquel se confronter et sans possibilité de réellement imaginer ce qu'était de vivre dans la première partie du 20ème siècle. Toutes ces questions m'amènent maintenant à parler de la « norme ».

La norme et la valeur de la différence

Selon Asperger, il est important pour les adultes en contact avec les enfants autistes qu'il a décrit de prêter attention à leurs spécificités, à ce qui se démarque et sort de l'ordinaire, et non pas d'essayer de les étudier, analyser, observer, comprendre à partie d'une norme comme les font les professionnels de santé (chapitre I). Et ce n'est finalement qu'en comprenant la différence qu'on peut réellement comprendre le « normal » (chapitre III). Il rappelle (chapitre X) comme beaucoup d'autres auteurs et scientifiques avant lui, que tous les humains, mêmes les plus géniaux en apparence, sont des êtres complexes, avec des contradictions et des tensions. Il rapporte aussi l'idée bien connue et débattue selon laquelle le « génie » est lié à la « folie » (ces deux termes sont évidemment à prendre dans des sens très larges). Selon lui (Chapitre XII), ce qui sort de la norme est pathologique ou maladif, et comme je l'indiquais plus tôt je suis en désaccord avec cette idée. À mon avis, ce qu'on appelle la norme est un ensemble uniforme, très restreint et sans grand intérêt, et intégrer des différences que l'on considèrerait comme non pathologiques pourraient très fortement l'enrichir, et cela passe notamment par la reconnaissance et la mise en lumière des forces, capacités et habiletés des enfants qu'il décrit.

Forces et capacités des « psychopathes autistes » d'Asperger

Asperger souligne que ces enfants peuvent avoir et développer des forces, compenser et surcompenser (Chapitre I et VI), avec les conséquences que l'on connaît. Certains seraient même capables de réalisations intellectuelles exceptionnelles et cela pourrait s'expliquer dans une chose écrite dans sa thèse de 1943 à nouveau affirmer dans certains de ces textes, à savoir que les « supériorités » sont liées aux « infériorités », que les « avantages » et les « difficultés » sont intrinsèquement liées, qu'ils se conditionnement tous et sont indissociables (chapitre VI et XII). Ainsi, il est impossible de traiter et « éliminer » les « faiblesses » et les difficultés en espérant ne garder que les avantages et qualités (chapitre XII), car tout cela crée un ensemble cohérent qu'il est nécessaire d'accepter et d'accompagner dans une société qui y est encore hostile. Ces personnalités ne peuvent pas faire ce qui est attendu d'elles, elles sont anticonformistes par nature, rejettent l'autoritarisme non justifié, font preuve d'une profonde introspection et intéroception, sont capables de ne pas céder à la pression sociale (même si elles sont fortement rejettées pour cette raison), sont très réfléchies et observatrices, sont très sensibles (différemment de la sensibilité habituelle), ont une forte pensée abstraite (ou pratique, notamment pour les filles comme le rapportait Sukhareva), ont souvent des compétences artistiques ou scientifiques, un fort potentiel créatif, du dynamisme et de l'originalité, ont un langage très développé (notamment au niveau du vocabulaire), des intérêts très forts ainsi que des capacités métacognitives très développées. Ainsi l'accompagnement ne doit pas porter sur la réduction de ce qui est considéré comme une faiblesse ou une difficulté, mais vers l'intégration socioprofessionelle et l'épanouissement des autistes. Il faut aussi comprendre que cela ne passe pas forcément par la recherche de communautés toutes faites où les individus doivent abandonner leur personnalité (et c'est ce qui crée selon moi dans la majorité du temps les problèmes d'intégration et de compréhension mutuelle) et qui les rejettent la majorité du temps. Ils aiment la solitude, mais cela ne signifie pas pour autant qu'ils ne souhaitent pas avoir de relations (mais il y a une différence entre une « construire une relation » et « intégrer une communauté »). En outre, ils sont détachés de l'environnement (et c'est je pense l'une des caractéristiques principales et spécifiques de l'autisme décrit par Hans Asperger) mais cela ne veut pas dire qu'ils ne vivent pas dans la société et n'en font pas partie, et ils peuvent aiment parler (mais cela ne signifie pas pour autant qu'ils apprécient le small-talk ou qu'ils veulent échanger).

Mon analyse et mon avis, et c'est l'un des sujets sur lequel je travaille depuis plusieurs années, sont que ce qu'on appelle la « pensée créative » - ou encore les « capacités créatives » - pourrait être la pensée par défaut des personnalités autistiques aspergeriennes, et pourrait être la matérialisation « visible » de l'ensemble des caractéristiques décrits par Hans Asperger. Et cela nous amène ainsi à nous interroger sur ce qu'est réellement l'autisme ou plutôt sur les différentes conceptions de l'autisme.

Qu'est-ce qu'est (réellement) l'autisme ?

Selon moi les différentes conceptions actuelles (pas forcément exclusives les unes des autres) de l'autisme sont :

- **Une pathologie ou un trouble** caractérisé par la dyade de symptome du Manuel diagnostique et statistique des troubles mentaux (DSM), que l'on retrouve dans de nombreux syndromes génétiques ou troubles du développement, et qui n'est associé à aucune force, capacité ou avantage (c'est la conception majoritaire et actuelle, et dans ce cadre, les débats sur l'utilisation du terme « trouble » ou « pathologie » ou « maladie » - ou d'autres - sont à mon sens non fondés car la conception reste la même). C'est notamment la conception de Lorna Wing. Cette conception soutient l'idée que l'autisme est la conséquence de problèmes de développement (entraînant la dyade de problématiques du DSM) et ne serait pas du tout un « neurotype », c'est-à-dire un cerveau qui fonctionnerait autrement et qui existerait en dehors de la dyade. Dans cette conception réfutant donc l'idée d'une cognition différente, l'autisme peut être soigné et guéri, et l'objectif reste la recherche de traitement et/ou de thérapies, même si souvent on entend de nouveaux éléments de langage de la part des professionnels et des

266

chercheurs tels que « amélioration de la qualité de vie » pour faire oublier cet état de fait. Cette conception se fonde entièrement sur la notion de diagnostic par observation clinique puisque la dyade du DSM ne se caractérise que par un ensemble de comportements.

- **Un état d'esprit** (Schröder - chapitre X - le définit comme la capacité d'être avec les autres, la perception de ce qu'une personne émet et irradie envers soi, et qui permet de s'engager envers elle, voire de s'attacher à elle avec amour et fidélité) spécifique, non nécessairement anormal, qui est le complément de l'état d'être en communication avec les gens, et dont le passage entre ce précédent état et l'état d'autisme se fait librement (même si avec des difficultés ou de l'inconfort). C'est notamment la conception de George Frankl.

- **Un état (modifié) de conscience** (Dittrich - 1980 - le définit comme un écart marqué dans l'expérience subjective modifiant le fonctionnement psychologique d'un individu et provoquant des changements d'humeurs, de perception de soi, de l'environnement, du temps et de l'espace).

- **Un type de personnalité** (qu'on peut définir comme « L'organisation dynamique au sein de l'individu des traits communs, des modèles de comportement, des valeurs, des intérêts, des plans et des motifs, de la compréhension de soi et de la vision du monde, des capacités et des modèles émotionnels qui déterminent le comportement et la pensée caractéristiques. Tous les systèmes de l'individu qui se développent et interagissent pour créer les caractéristiques uniques et partagées de la personne », Matsumoto, 2009) voire une nouvelle dimension de la personnalité (Wakabayashi et al., 2006) en plus de l'ouverture, la conscienciosité, l'extraversion, l'agréabilité et le neuroticisme (McCrae & Costa, 1990).

- Un ensemble de traits et de caractéristiques présents chez tout le monde à différent degré. C'est notamment la vision de Plomin.

Aussi, certaines personnes pensent, qu'à la lumière de ces deux dernières conceptions, l'autisme serait une étiquette sociale ostracisante et pathologisante posée sur les individus résistant au conditionnement social et aux identités collectives (Ludwig, 2022).

Hans Asperger explique qu'on peut retrouver des « comportements autistiques » chez de nombreuses personnes dans de nombreuses situations (troubles neurologiques, anxiété, déceptions, souffrances intenses, états de création, activité mentale spontanée...) et qu'il est donc possible pour tous les humains de se comporter de manière autistique (chapitre XI), et ce, dès la petite enfance (chapitre II). Il pense aussi qu'il existerait des degrés pathologiques d'autisme (et le corrolaire serait donc qu'il existerait des degrés non pathologiques d'autisme). C'est pourquoi, selon lui, une dose d'autisme serait presque indispensable pour certaines réalisations scientifiques ou créatives de haut niveau (chapitre XIV), car cela implique de la créativité, de l'originalité, de l'innovation, du dynamisme (des capacités qu'il associe à l'autisme). Je pense donc que la vision autistique d'Asperger correspond à un mélange entre les cinq différentes conceptions que j'ai

précédemment listées. Cependant, je reste persuadé que la première proposition est celle qui est la moins pertinente pour parler des enfants qu'il a décrit et que le trouble du spectre autistique est probablement la conception autistique la plus éloignée de tout ça et la définition la moins appropriée avec un ensemble d'éléments qui se retrouvent dans de nombreuses choses comme l'anxiété sociale, le burn out ou encore la schizophrénie, sans pour autant signifier un neurotype différent. Comme le précise Baron-Cohen (2017), aucune définition du mot trouble n'est appropriée pour décrire l'autisme et ce terme ne devrait être utiliser seulement lorsqu'il n'y a rien de positif dans l'état de la personne, ou même si en cas de changement de l'environnement la personne reste incapable de fonctionner. Il souligne donc la pertinence d'utiliser le mot de différence, car l'autisme provoque une différence de fonctionnement et les autistes se développement simplement de manière différente (et parfois même mieux - pas dans le sens d'une échelle de valeur, mais plutôt de performance -, d'où aussi l'absence de pertinence d'utiliser le mot handicap).

Je pense donc que selon les points de vue, les angles d'analyse, les définitions retenues, les différentes conceptions sont défendables mais elles ne décrivent pas forcément la même chose. Par ailleurs, j'encourage aussi les chercheurs à faire émerger davantage de travaux interculturels (en dehors du cadre de la conception du trouble du spectre autistique) sur le sujet afin de comparer les conceptions et représentations à travers le monde. Aussi, il ne me semblerait pas incohérent de distinguer les troubles développementaux et troubles des fonctions exécutives (qui provoquent les caractéristiques de la dyade, à l'instar du trouble du développement intellectuel) de l'autisme et du

TDAH (qu'il pourrait être pertinent de renommer) qui présentent tous deux des « avantages » à l'inverse des deux précédents troubles.

Références

Baron-Cohen, S. (2017). Editorial Perspective: Neurodiversity—a revolutionary concept for autism and psychiatry. Journal of Child Psychology and Psychiatry, 58, 744-747. https://doi.org/10.1111/jcpp.12703

Blacher, J., Baker, B. L., & Moody, C. T. (2022). Autism Spectrum Disorder Versus Intellectual Disability. Differential Diagnosis of Autism Spectrum Disorder, 22-43. https://doi.org/10.1093/med-psych/9780197516881.003.0002

Dachez, J., & Caroline, M. (2016). La différence invisible. Delcourt, Dl.

Dittrich, A. (1998). The standardized psychometric assessment of altered states of consciousness (ASCs) in humans. Pharmacopsychiatry 31, 80–84. https://doi.org/10.1055/s-2007-979351

Fombonne, E. (2020). Camouflage and autism. Journal of Child Psychology and Psychiatry, 61(7), 735–738. https://doi.org/10.1111/jcpp.13296

Fountain, C., Winter, A. S., Cheslack-Postava, K., & Bearman, P. S. (2023). Developmental Trajectories of Autism. Pediatrics. https://doi.org/10.1542/peds.2022-058674

Jauk, E., Benedek, M., Dunst, B., & Neubauer, A. C. (2013). The relationship between intelligence and creativity: New support for the threshold hypothesis by means of empirical breakpoint detection. Intelligence, 41(4), 212–221. https://doi.org/10.1016/j.intell.2013.03.003

Ludwig, F. L. (2022). Why Deindividuation Resisters Are Ostracised - Autism as a Social Construct. http://franklludwig.com/deindividuationresisters.html

Matsumoto, D. (Ed.). (2009). The Cambridge dictionary of psychology. Cambridge University Press.

McCrae, R. R., & Costa, P. T., Jr. (1990). Personality in adulthood. Guilford Press.

Plomin, R. (2023). Les parents et l'école influent peu sur la réussite des enfants. L'Express. https://www.lexpress.fr/sciences-sante/robert-plomin-les-parents-et-lecole-influent-peu-sur-la-reussite-des-enfants-D2AB2XQ4DNAYRGFUDAWZTHY5OU/

Rebecchi, K. (2021). Les enfants autistes - Hans Asperger. Kindle Direct Publishing.

Rebecchi, K. (2022a). Les enfants autistes - Grunya Sukhareva. Kindle Direct Publishing.

Rebecchi, K. (2022b). Les enfants autistes - George Frankl. Kindle Direct Publishing.

Rebecchi, K. (2022c). Les enfants autistes - Leo Kanner. Kindle Direct Publishing.

Rebecchi, K. (2023). Les enfants autistes - Lorna Wing. Kindle Direct Publishing.

Thurm, A., Farmer, C., Salzman, E., Lord, C., & Bishop, S. (2019). State of the Field: Differentiating Intellectual Disability From Autism Spectrum Disorder. Frontiers in psychiatry, 10, 526. https://doi.org/10.3389/fpsyt.2019.00526

Wakabayashi, A., Baron-Cohen, S., & Wheelwright, S. (2006). Are autistic traits an independent personality dimension? A study of the Autism-Spectrum Quotient (AQ) and the NEO-PI-R. Personality and Individual Differences, 41(5), 873–883. https://doi.org/10.1016/j.paid.2006.04.003

Wing, L., & Gould, J. (1979). Severe impairments of social interaction and associated abnormalities in children: Epidemiology and classification. Journal of Autism and Developmental Disorders, 9(1), 11–29. https://doi.org/10.1007/BF01531288

Wing L. (1981). Asperger's syndrome: a clinical account. Psychological medicine, 11(1), 115–129. https://doi.org/10.1017/s0033291700053332